DR. MICHAEL DESPEGHEL

DIE FEIERABEND-DIÄT

Warum hektischer Berufsalltag und genussvolles Abnehmen kein Widerspruch sind

Die Feierabend-Diät

SO FUNKTIONIERT'S

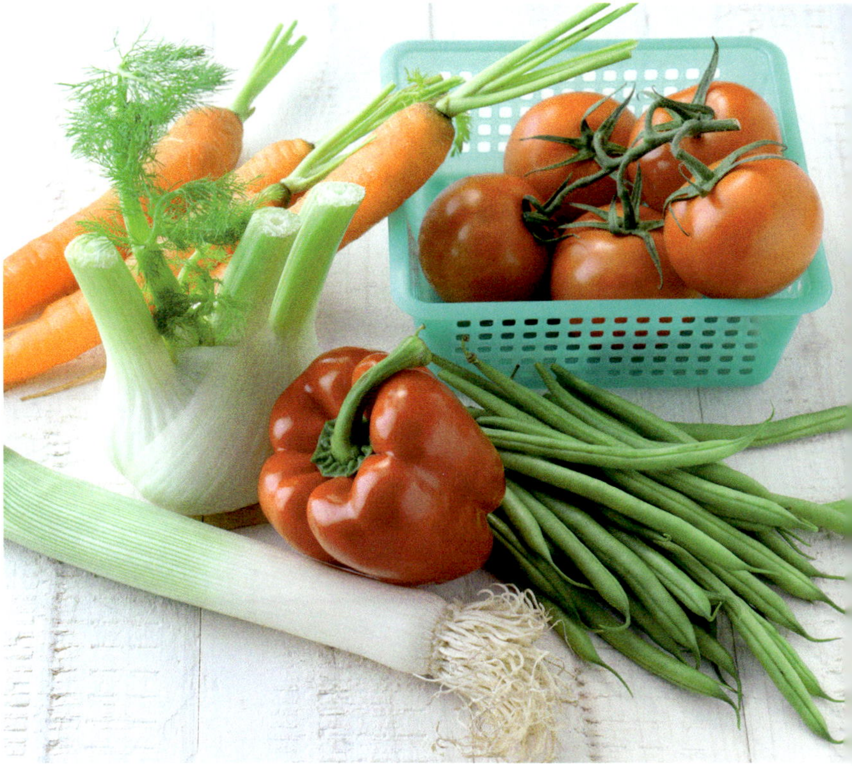

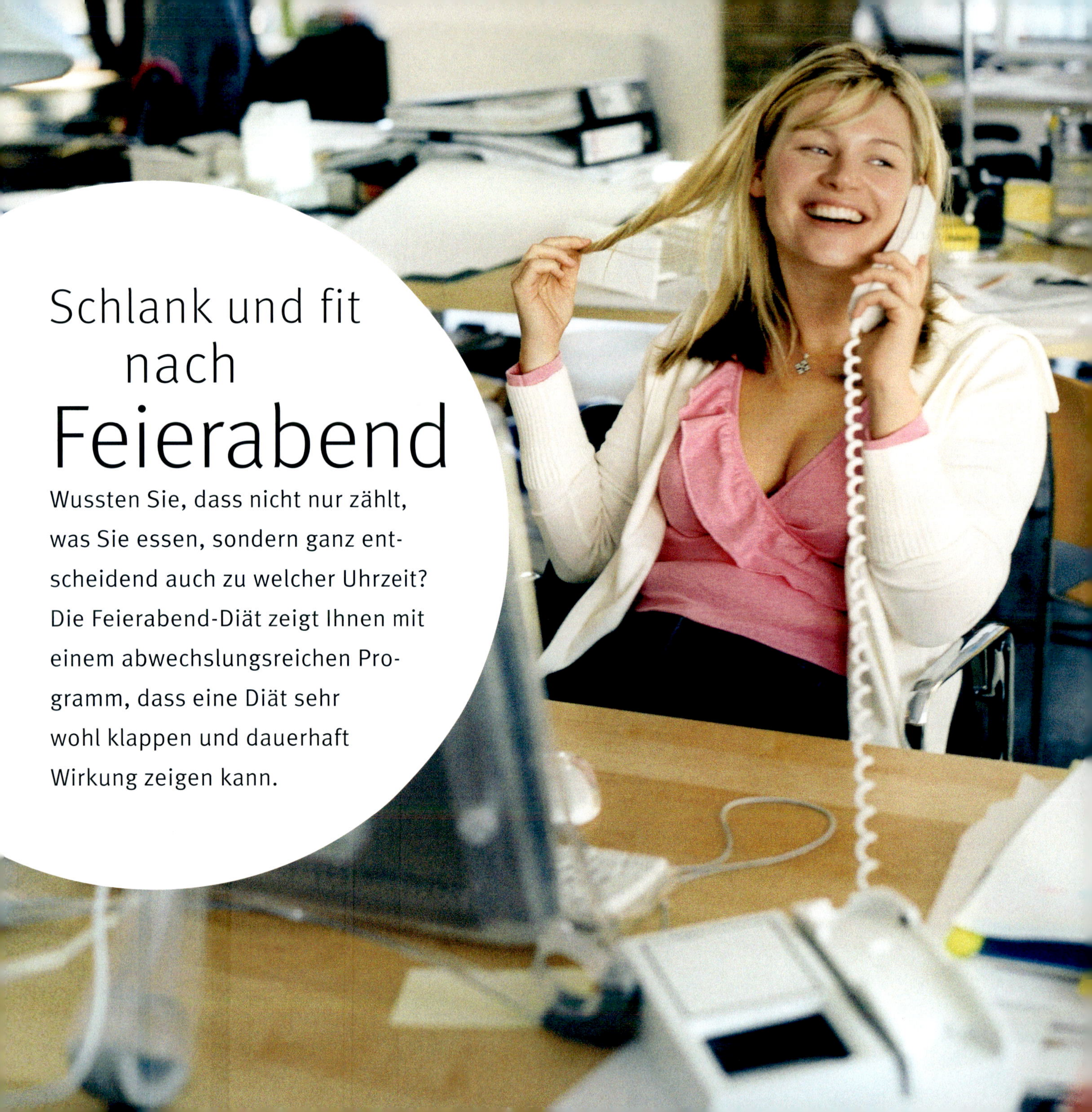

Schlank und fit nach Feierabend

Wussten Sie, dass nicht nur zählt, was Sie essen, sondern ganz entscheidend auch zu welcher Uhrzeit? Die Feierabend-Diät zeigt Ihnen mit einem abwechslungsreichen Programm, dass eine Diät sehr wohl klappen und dauerhaft Wirkung zeigen kann.

Diätfalle Alltag

Fragt man, warum Diäten nicht klappen wollen, so bekommt man fast immer die Antwort: Mein Alltag lässt das einfach nicht zu. Morgens muss es immer schnell gehen, mittags wartet die Kantine.
Am schwierigsten aber ist es abends, eine Diät einzuhalten: Jetzt fällt der Tagesstress ab, man möchte sich entspannen und etwas gönnen. Und das geschieht oft in Form von Essen.

Dickmacher Arbeit?

Natürlich kann man das so direkt nicht sagen! Doch der berufliche Alltag ist oft der Auslöser für ungesundes Essen und falsche Ernährungsgewohnheiten. Dabei müsste das gar nicht sein, denn eigentlich strukturiert er den Tag. Wie Sie sich falsches Essverhalten angewöhnt haben, so können Sie sich auch richtiges antrainieren.

Viele kleine Mahlzeiten?

Was noch vor einigen Jahren propagiert wurde, ist wissenschaftlich überholt: Viele Mahlzeiten, über den Tag verteilt, sollen es eben nicht sein! Trotz Frühstück packt viele am Vormittag die Lust auf einen kleinen Snack, z. B. einen süßen Joghurt oder ein belegtes Weißmehlbrötchen. Beide enthalten sog. »schnelle Kohlenhydrate«. Sie bescheren dem Körper einen kleinen Pusch für den Blutzuckerspiegel – der aber leider nur kurz vorhält. Mittags hat man wieder Hunger, nur zu verständlich, schließlich hat man ja bereits jede Menge gearbeitet. Also ab in die Kantine: Das Essen dort ist zwar heute besser als noch vor zehn Jahren, dennoch lauern dort einige Fallen für Ihre Figur. Wie Sie sie gekonnt umgehen, lesen Sie auf Seite 16.
Das Müdigkeits- und Konzentrationsloch am Nachmittag kennen Sie sicher? Es sorgt für wahre Heißhungerattacken, die zumeist mit süßen Backwaren oder Schokolade befriedigt werden. Und abends haben Sie dann trotzdem wieder Hunger…

Das falsche Essen

Im Grunde wissen wir es doch alle: Zu viel Fett macht fett, zu viel Zucker ebenso. Und dennoch handeln leider nur wenige danach. Bedenken Sie eines: Ohne Ihre Gesundheit sind Sie nicht leistungsfähig und ohne körperliche Fitness tun Sie sich schwerer, als es sein müsste. Es führt deshalb kein Weg dran vorbei: Stellen Sie die Weichen in Richtung gesunde Ernährung, dann purzeln die Pfunde wie von selbst!

Vom richtigen Zeitpunkt

Dass bestimmte Lebensmittel besser sind als andere, war Ihnen sicher schon klar. Wussten Sie aber auch, dass die Essenszeiten eine ganz zentrale Rolle spielen? Neueste Studien belegen eindeutig: Nicht nur das Was, sondern vor allem das Wann ist beim Abnehmen von entscheidender Bedeutung. Die Feierabend-Diät fußt genau auf dieser Erkenntnis. Möglichst nichts nach 18 Uhr, lautet die Devise. Wenn Sie dann noch die richtigen Lebensmittel zu sich nehmen, wird Ihr Körper im Schlaf Fett verbrennen. Klingt zu schön um wahr zu sein? Probieren Sie es selbst!

Ihre persönliche Bestandsaufnahme

Nur ein paar Kilos … ?

Zwar ist es eine Tatsache, dass über 50 Prozent der erwachsenen Frauen und knappe 70 Prozent der Männer in Deutschland übergewichtig sind, allein viele fühlen sich gar nicht so und rechnen sich entsprechend nicht dazu. Der BMI (Body-Mass-Index, Berechnung siehe unten) liegt zwar über den geforderten 25, aber man ist ja noch weit von den richtig schwergewichtigen 30 entfernt. »Rund ist gesund«, »Wenn man eben älter wird«, … – bekannte Sätze, die die überflüssigen Kilos relativieren und schnell in Vergessenheit geraten lassen.
Viele unternehmen immer wieder mal einen Versuch abzunehmen. Eine Diät folgt der nächsten, doch der Frust lässt nicht lange auf sich warten. Die mühsam verlorenen Pfunde sind innerhalb kürzester Zeit wieder da und setzen sich erst so richtig fest. Der allseits bekannt Jojo-Effekt setzt ein!

Bestandsaufnahme und ein wenig Mathematik

Nehmen Sie sich einen Augenblick Zeit, um sich Ihr Zuviel mal in Ruhe anzuschauen. Berechnen Sie zunächst Ihren BMI (Body-Mass-Index) nach der folgenden Formel:

BMI = Körpergewicht (in kg) geteilt durch Körpergröße (in m) im Quadrat

Beispiel: Sie wiegen 80 kg und sind 1,75 m groß
BMI = 80 : (1,75 × 1,75) = 80 : 3,06 = 26,14

In diesem Fall zeigt Ihr BMI an, dass Sie bereits leichtes Übergewicht haben. Vergleichen Sie jetzt Ihren eigenen Wert mit der folgenden Tabelle.

	Frau	**Mann**
Untergewicht	unter 19	unter 20
Normalgewicht	19–24	20–25
Übergewicht	24–30	25–30
Adipositas	30–40	30–40
Massive Adipositas	über 40	über 40

Altersgruppe (Jahre)	**BMI – Durchschnittswerte**	
	Frau	**Mann**
19–24	19,5	21,4
25–34	23,2	21,6
35–44	23,4	22,9
45–54	25,2	25,8
55–64	26,0	26,0
über 65	27,3	26,6

(Die Werte wurden von der Deutschen Gesellschaft für Ernährung ermittelt.)

Wo sitzen Ihre Pfunde?

Übergewicht wird heute allerdings nicht mehr ausschließlich nach dem BMI bemessen. Das Verhältnis von Bauch- zu Hüftumfang ist ebenso wichtig. Bewerten Sie deshalb jetzt die genaue Platzierung der überflüssigen Pfunde mit dem so genannten Waist-to-hip-ratio (WHR) nach folgender Formel:
WHR = Taillenumfang : Hüftumfang.

Liegt das Ergebnis bei Frauen unter 0,85, so können Sie aufatmen. Bei Männern sollte er unter 1 sein. Liegen Sie darüber, dann ist eine Gewichtsreduktion unbedingt erforderlich.
Schließlich wird heute noch oft der Bauchumfang zur Bewertung des Gewichts herangezogen. Dazu misst man im Bauchbereich zwischen Rippenbogen und Beckenknochen – also über den Nabel. Hier sollte der Wert bei Frauen 80 cm, bei Männern 94 cm nicht überschreiten. Jeder weitere Zentimeter wiegt in puncto Gesundheit letztlich schwerer als jedes Kilo mehr auf der Waage.

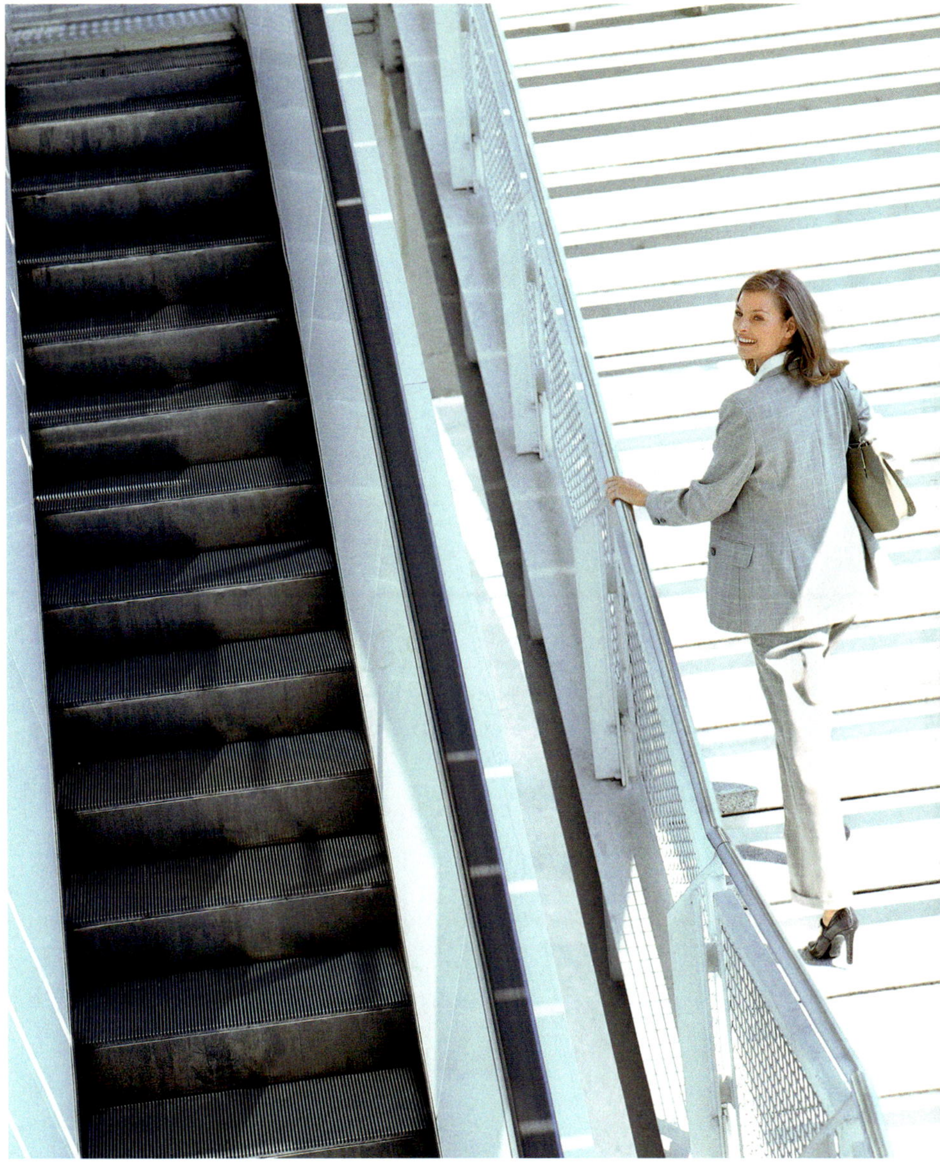

Und was sagt Ihr Spiegelbild?

Die ganzen Zahlenspiele sind das messbare Kriterium für ein mögliches Übergewicht und für die tatsächlichen Problemzonen. Neben all diesen Faktoren gibt es aber auch noch eine ganz einfache Methode zu ermitteln, ob Sie sich in Ihrer Haut wirklich wohl fühlen: Stellen Sie sich nackt vor den Spiegel. Was sehen Sie? Prüfen Sie kritisch, ob Ihnen gefällt, was Sie sehen. Doch bleiben Sie realistisch, magersüchtige Modells sollten nicht Ihr Vorbild sein!
Weitere sichere Indizien, dass Sie ein paar Kilos abnehmen sollten: Kneift der Rock, die Hose, wenn Sie sich bücken? Haben Sie dabei eventuell Gleichgewichtsprobleme? Keuchen Sie sofort, wenn Sie ein paar Treppenstufen erklimmen oder dem Bus hinterherlaufen? Ja? Dann sollten Sie dringend etwas in Ihrem Leben verändern! Mit der Feierabend-Diät liegen Sie da richtig, denn damit nehmen Sie ab und haben eine echte Chance, Ihr neues Gewicht auch dauerhaft zu halten.

Schlank und fit nach Feierabend

Essen nach Maß, Essen nach Zeit

Dass nur maßvolles Essen zum Abnehmerfolg führt, wissen wir alle. Neu sind die brandaktuellen ernährungswissenschaftlichen Forschungsergebnisse, die den Zeitrahmen der Nahrungsaufnahme näher unter die Lupe nahmen. Und Erstaunliches feststellten: Denn der Schlüssel zum Erfolg liegt schlicht im Verzicht auf die abendliche Mahlzeit. Das Gefühl mit einem vollen Magen im Bett zu liegen, hat sicher jeder schon einmal gehabt. Zu schlechtem Einschlafen und unruhigem Schlaf gesellen sich oft noch üble Träume. Am nächsten Morgen fühlt man sich dann wie gerädert. Die Ursachen dafür liegen im Stoffwechsel, der den Tageszeiten und -rhythmen unterworfen ist.

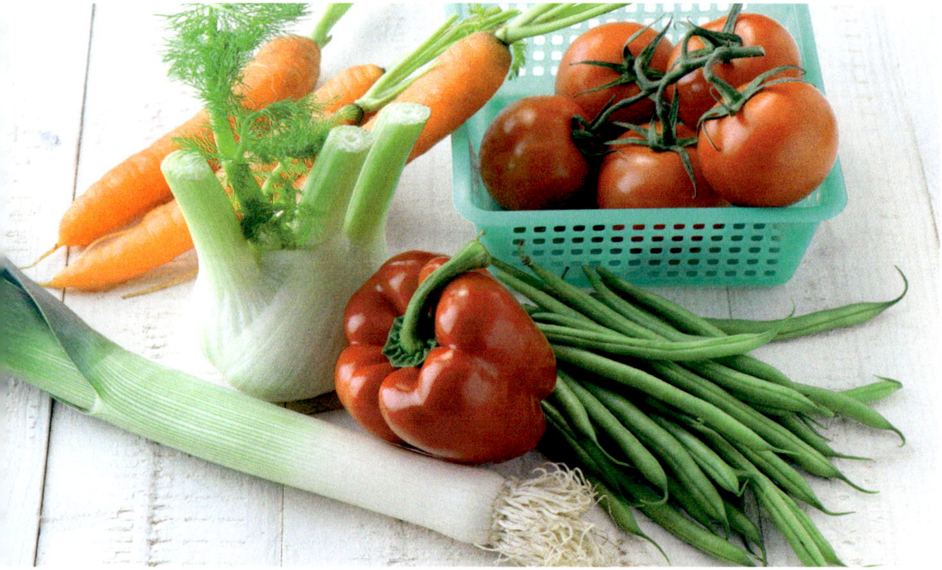

Stoffwechselprozesse genauer betrachtet

Der Stoffwechsel wurde in den letzten Jahren erneut und vor allem genauer unter die Lupe genommen. Hintergrund ist, dass keine der bekannten Diäten dauerhaft erfolgreich war. So schauten Ernährungswissenschaftler dann wieder weniger auf bestimmte Ernährungsformen, sondern vielmehr auf die Umwandlung und Verarbeitung der Nahrung im Körper an sich. Dabei interessiert vornehmlich der Stoffwechsel (fachsprachlich Metabolismus genannt), der der Energiegewinnung dient, also zugeführte Nahrung in lebenserhaltende Energie umwandelt. Der Vollständigkeit halber sei hier noch gesagt, dass es natürlich auch den Aufbau (Anabolismus) gibt – dieser wird zum Beispiel während einer Schwangerschaft aktiviert – sowie den Abbau, den Katabolismus (hier ist allgemein die Entgiftungsarbeit, also Ausscheidungsprozesse gemeint – leider nicht der Abbau unliebsamer Fettzellen). Beide sind jedoch im Zuge einer Diät weniger relevant.

Der Energiestoffwechsel

Beim Energiestoffwechsel werden Nahrungsbausteine für den Körper so aufgespalten, umgeformt und aufbereitet, dass er daraus tatsächlich Energie gewinnen kann, also leistungsfähig wird oder bleibt.

Eiweiße

Eiweiße (Proteine) werden vom Körper in unterschiedliche Aminosäuren umgewandelt. Sie sind absolut unerlässlich für Auf- und Umbauarbeiten im Körper, für sämtliche Muskelbewegungen (auch die des Herzmuskels) sowie für die Signalübertragungen im Gehirn. Daher werden Eiweißreserven im Körper erst einmal nicht angetastet. Allerdings speichert der Körper ein Zuviel an Eiweißen, vornehmlich aus tierischer Nahrung, in den Gelenken und im Bindegewebe – was zur schmerzhaften Gicht führen kann. Da zudem Eiweiß in der Nahrung zumeist mit Fetten kombiniert ist, ist wichtig, welche Art von Eiweißen man zu sich nimmt.
Die Faustregel ist ganz einfach: Wählen Sie Fisch vor pflanzlichem Eiweiß vor tierischem Eiweiß, und bei der letzteren Gruppe immer Milchprodukte vor Fleisch.

Kohlenhydrate

Kohlenhydrate werden in Glukose (Zucker) umgewandelt und mittels des Hormons Insulin an ihren Bestimmungsort gebracht: z. B. in die Muskel- und Knochenzellen und – besonders wichtig – das Gehirn, das ausschließlich Glukose verarbeitet. Da der Körper aber nur maximal ein Pfund Glukose speichern kann, wandelt er überflüssige Zucker in Fett um – und lagert dieses für schlechte Zeiten vorsorglich ein. Davon ist er auch mit der aktuellsten und wohlmeinensten Diät nicht abzubringen: Der Körper ist wie in Urzeiten auf Speicherung für schlechte Zeiten programmiert.

Fette

Fette werden in Fettsäuren umgewandelt und ebenfalls den unterschiedlichsten Zellen zugeführt. Da Fett aber in Wasser (und auch in Blut) nicht löslich ist, wird es mit Hilfe von Eiweißen transportfähig gemacht (man nennt diese Verbindung dann Lipoproteine): Das Fett hängt sich an das Eiweiß an, das es – vorstellbar wie ein U-Boot – an seinen Bestimmungsort bringt. Je nach der Eiweißverbindung unterscheidet man die Lipoproteine, unter anderem in das eiweißarme und fettreiche LDL-Cholesterin und das eiweißreiche und fettarme HDL-Cholesterin. Das fettreiche LDL-Cholesterin wird dem Gewebe zugeführt, um Hormone wie auch Vitamin D (eigentlich ebenfalls ein Hormon) herzustellen. Leider kann es auf dem Weg dorthin Fette ins Blut abgeben, die sich dann als Arteriosklerose (Plaquebildung) an den Gefäßwänden ablagern. Das »gute« HDL-Cholesterin hat hingegen die Eigenschaft, überschüssige Fette aus dem Blut aufzunehmen und zur Leber zurückzuführen; es wirkt also der unerwünschten Plaquebildung entgegen.
Sind alle genannten Parameter ausgewogen vorhanden, dann liegen Sie im grünen Bereich. Dies ist leider jedoch nicht der Fall, sobald sich überflüssige Pfunde an Bauch, Beinen und Po zeigen. Denn dann haben Sie in der Vergangenheit regelmäßig mehr Energie zu sich genommen als Ihr Körper zum Aufrechterhalten seiner Grundfunktionen, z. B. der Versorgung der Organe, für zusätzliche Aktivitäten wie Kopfarbeit, Sport und allgemeine Bewegungen benötigt hätte. Es gilt also, das Gleichgewicht wieder herzustellen.

Stoffwechselprozesse unterstützen

Das Problem unserer Zeit ist, dass wir leider zu viel Nahrung und damit zu viel Energie zu uns nehmen und uns gleichzeitig immer weniger bewegen. Kein Mensch jagt heute mehr über Stunden dem Wild hinterher, kaum jemand hat einen Beruf, bei dem er sich körperlich verausgabt. Doch Bewegung ist nach wie vor das A und O für einen gesunden Körper. Umso wichtiger ist es, die Stoffwechselprozesse durch sportliche Betätigung in ihrer Aktivität zu fördern.

Es ist erwiesen, dass die Reduktion des schlechten LDL-Cholesterins für mehr Gesundheit, Wohlbefinden und zusätzlich noch für eine schlanke Taille sorgt.

Die Frage, die hier beschäftigt, ist: Wie kann man mit relativ einfachen Mitteln seinen Stoffwechsel ankurbeln und damit für eine verbesserte Verarbeitung der zugeführten Nahrungsmittel sorgen? Wie kann man beispielsweise das gute HDL-Cholesterin im Körper steigern ohne gleichzeitig zu viel Fett zu sich zu nehmen?

Sich regen, bringt Segen …

Bewegung ist *die* Wunderwaffe zur Förderung der Stoffwechselvorgänge. Das merken Sie allein schon an einer verbesserten Durchblutung, an einer flotteren Verdauung und – nach einiger Zeit – an einer strafferen Haut. Muskeln wachsen und Fette werden verbrannt – doch bis diese Vorgänge einsetzen, vergeht einige Zeit. Haben Sie also etwas Geduld! Außerdem fordert der Körper in diesem Bereich absolute Regelmäßigkeit.

Energieumwandlung im Körper

Der Stoffwechsel steht niemals still. Um sämtliche komplexe körperlichen Grundfunktionen am Laufen zu halten, benötigt der Körper Energie, auch wenn er scheinbar in Ruhe ist. Diese Energieaufwendung nennt man Grundumsatz, der wiederum abhängig ist von Geschlecht, Körpergröße, Muskelmasse und Alter. Alles, was an zusätzlicher Energie benötigt wird – zum Sitzen, Gehen, Stehen, Laufen, Denken etc. –, wird Leistungsumsatz genannt.

Fett liefert die weitaus größte Energiemenge: 1 g Fett wird zu 9,3 Kilokalorien Energie umgewandelt. Zum Vergleich: Sowohl 1 g Kohlenhydrate wie 1 g Eiweiß liefern nur 4,1 Kilokalorien. Zugeführte Fette werden entweder verbraucht oder gespeichert – ganz einfach. Wird viel Energie gebraucht, dann legt der Körper die zugeführten Fette auch nicht als Reserve an. Ein Zuviel hingegen wird in Fettzellen gespeichert, nach Ansicht des Körpers für schlechte Zeiten. Diese wieder los zu bekommen, ist das schwierige Unterfangen einer jeden Diät. Denn der Körper verliert bei geringerer Kalorienzufuhr erst einmal Wasser, dann geht er an die Kohlenhydratspeicher, vornehmlich in den Muskeln. Fettreserven stehen bei einer klassischen Diät an letzter Stelle. Wie also können diese wirkungsvoll angegangen werden?

Anregung des Fettstoffwechsels

Die Fettverbrennung aus den im Körper angelegten Depots – den Fettzellen – ist leider nicht ganz so einfach zu entfachen. Erwiesen ist, dass nur regelmäßig trainierte Muskeln Fettdepots

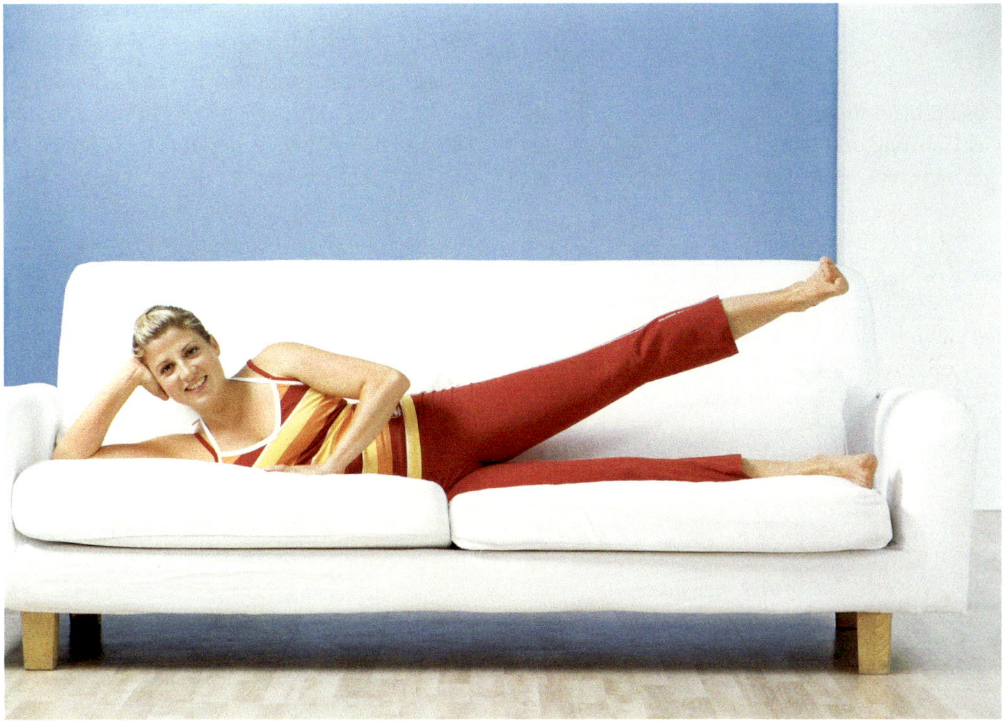

verstoffwechseln und damit abbauen können. Daher ist eine regelmäßige körperliche Bewegung – sowohl im Ausdauer- wie auch im Kraftbereich – ein absolutes Muss. Dadurch wird zum einen vermehrt Energie verbraucht, zum anderen Muskulatur aufgebaut, die schon im Ruhezustand einen größeren Energieverbrauch, also Grundumsatz, hat, als beispielsweise das Aufrechterhalten einer Fettzelle. Die schlechte Nachricht für Sportmuffel: Untrainierte Muskeln verbrennen Kohlenhydrate, kein Fett!
Eine bewegungsunabhängige Fettverbrennung findet – leider – erst dann statt, wenn schon alle anderen Reservedepots aufgebraucht sind. Und das sind in erster Linie die Kohlenhydrate, die in unserer westlichen Ernährung zu reichlich enthalten sind.
Fazit: Es gilt die Kohlenhydratzufuhr zu reduzieren, da sonst die Depots immer wieder neu nachgefüllt werden und eine Fettverbrennung nicht eingeleitet werden kann. Die entscheidende Frage, die sich stellt, ist: Wann ist der richtige Zeitpunkt dafür?

INFO

KOHLENHYDRATE ÜBERALL

Unsere Ernährung ist bestimmt von einem Zuviel an sog. »einfachen« Kohlenhydraten. Das sind Zucker, die sofort ins Blut übergehen, für eine rasche Insulinausschüttung sorgen und den Blutzuckerspiegel in die Höhe jagen. Aber bereits nach kurzer Zeit ist das Ganze vorbei: Der Blutzuckerspiegel fällt genauso rapide ab, wie er anstieg, zurück bleibt ein Hungergefühl, obwohl man nach Kalorienzählung eigentlich satt sein müsste. Einfache Kohlenhydrate sind in sämtlichen zuckerhaltigen Nahrungsmitteln sowie in Weißmehlprodukten zu finden.

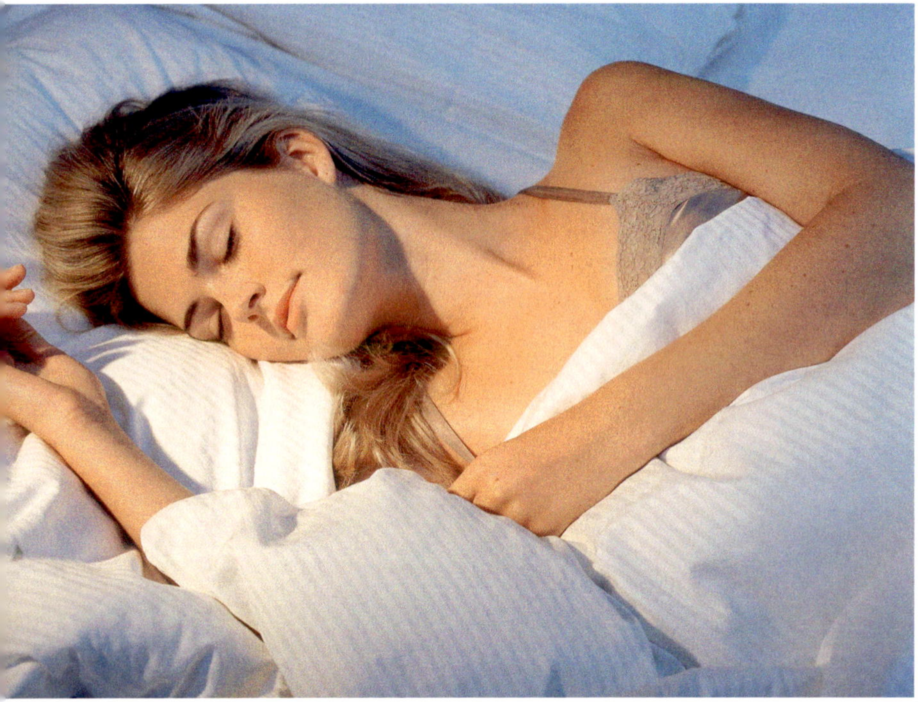

Abnehmen im Schlaf?

Klingt zu schön, um wahr zu sein, oder? Und dennoch ist was dran! Eine bewegungsunabhängige Fettverbrennung kann der Körper erst während der Ruhephase, also im Schlaf, einleiten. Hier hilft das Hormon Melatonin, das ca. 90 Minuten nach dem Einschlafen ausgeschüttet wird. In jüngeren Jahren regt es das Wachstum an, in älteren die Reparaturarbeiten im Körper: Zellerneuerungen stehen genauso auf dem Programm wie der Zellaufbau im Skelett oder in wichtigen Organen. Damit dies reibungslos vonstatten gehen kann, benötigt der Körper Fette, die er sich – so er keine leichter zugänglicher Energiedepots aus Kohlenhydraten vorfindet – aus den Fettzellen holt. Bei diesem Vorgang benötigt der Körper zusätzlich Eiweiß, Vitamine sowie das Mineral Magnesium. Dieser Stoffwechselprozess kann allerdings nur funktionieren, wenn im Blut weder Zucker noch Fette zu finden sind; erst dann wird auf eingelagerte Fette zurückgegriffen. Und da im Blut noch eine ziemlich lange Zeit nach der letzten Nahrungsaufnahme Zucker und Fette zirkulieren, beginnt die Fettverbrennung auch erst nach geraumer Zeit.

Optimal ist also, nach 18 Uhr nichts mehr zu sich zu nehmen, um die Fettverbrennung zu unterstützen.

Insulin – ein Hormon auf dem Prüfstand

Über das Hormon Insulin wurde in den letzten Jahren viel berichtet: Es wird – wie bereits gesagt – dann von der Bauchspeicheldrüse freigesetzt, wenn dem Körper Essen zugeführt wird. Insulin geleitet die umgewandelte Nahrung (das sind dann Glukose und Fettsäuren) zu den Körperzellen und verschafft ihr dort Einlass. Eine Körperzelle ist nämlich ein in sich geschlossenes System, das sich vor Fremdkörpern, welcher Art auch immer – und dazu gehört auch Nahrung – schützt. Das körpereigene Hormon Insulin hingegen wird erkannt und darf mit den Nahrungsbausteinen im Gepäck ungehindert passieren. Ist die Zelle gesättigt, lässt sie keine weitere Nahrung und damit auch

kein weiteres Insulin hinein. Beides verbleibt dann im Blut, was als hoher Blutzuckerspiegel messbar ist. Wird nun dem Körper fortwährend zu viel Nahrung zugeführt, kommt auch die Insulinproduktion nicht zum Stillstand. Es kommt sozusagen zu einer Überproduktion und einem beständigen Anklopfen an den Zellen. Die werden bei einer solchen Übersättigung regelrecht immun gegenüber Insulin, mit der Folge: Sie lassen überhaupt nichts mehr hinein. Dem Gehirn wird das als Unterversorgung der Zellen gemeldet. Es veranlasst daraufhin, noch mehr Insulin auszuschütten, um mögliche Nahrungsbausteine zu transportieren. Die Folge: Der Blutzuckerspiegel steigt oder bleibt konstant hoch, die Zellen sind aber unterversorgt, der Diabetes II ist da.
Insulin – darauf programmiert die Zellversorgung zu gewährleisten – hat aber bezüglich des Fettstoffwechsels noch eine andere, negative Funktion: Es behindert den Abbau von Fetten aus Fettgewebe zur Energiegewinnung. Nimmt man also zu später Stunde noch Nahrung zu sich, kann der Körper überhaupt nicht an die Reserven gehen.

Die Auswahl macht's

Also doch Abnehmen im Schlaf? Ja, aber nur, wenn Sie das Richtige und nicht mehr nach 18 Uhr essen! Seien Sie im Übrigen skeptisch gegenüber sog. »fatburnern«. Ihr Beitrag zur Ankurbelung der Fettverbrennung ist vergleichsweise gering. Gesichert ist jedoch, dass die Einnahme von mehrfach ungesättigten Fetten, wie sie in Fisch aber auch kalt gepressten Pflanzenölen vorkommen, einen sehr positiven Einfluss auf den Fettstoffwechsel haben. Tatsächlich »erlernt« der Körper bei regelmäßiger und dosierter Einnahme, Fett zu metabolisieren, also zu verbrennen.

Vitamine und Mineralstoffe

Sie sollten zusätzlich auf eine ausreichende Versorgung mit Vitaminen und Mineralstoffen achten. Sie leisten bei allen Stoffwechselprozessen unentbehrliche Hilfsdienste. Sie finden sich in frischem Obst und Gemüse sowie in Vollkornprodukten. Vollkorn liefert zwar auch Kohlenhydrate, der Körper benötigt allerdings bereits einiges an Energie, um diese aufzuspalten. Ganz im Gegensatz zu den einfachen Kohlenhydraten, die in Zucker und Weißmehlprodukten zu finden sind.

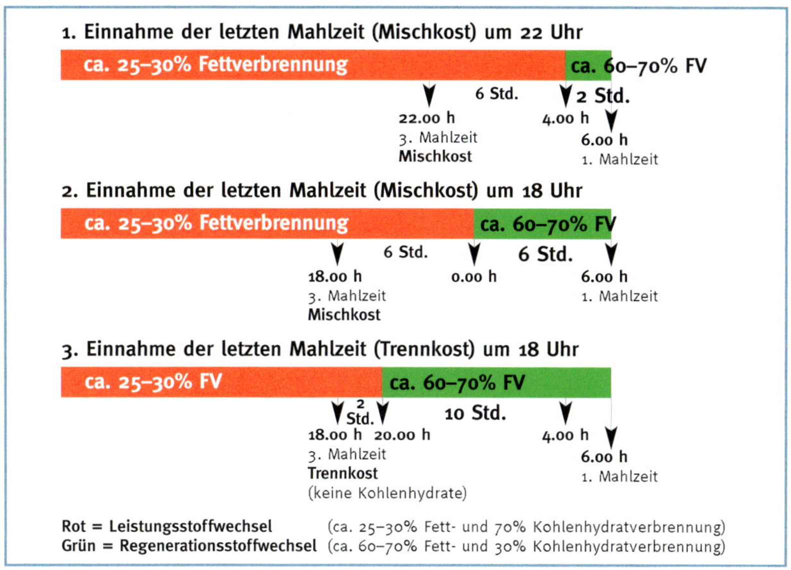

Lösungswege für den Alltag

Die Konsequenz aus diesen neuen wissenschaftlichen Erkenntnissen lässt sich so zusammenfassen: Essen Sie nichts mehr nach 18 Uhr!
»Völlig unrealistisch!«, werden Sie sagen. In der Tat, wer schafft es schon, nach einem anstrengenden Arbeitstag abends nichts mehr zu essen? Wie finden Sie folgenden Kompromiss? Wir bieten Ihnen mit der Feierabend-Diät Rezepte, die Sie satt machen, ein wahrer Genuss sind und Ihrem Körper gut tun. Und Sie versuchen, Ihr Abendessen so früh wie möglich einzunehmen, denn bereits das ist eine große Hilfe für Ihren Fettstoffwechsel. Abendessen nach 20 Uhr sollte die Ausnahme sein.

Feierabendküche

Wie Sie bereits gelesen haben, baut Ihr Körper zuerst die leichter zu verarbeitenden Kohlenhydrate ab bevor er an die Fettdepots herangeht. Folglich sollten Sie abends möglichst wenig Kohlenhydrate zu sich nehmen und ideal wäre es, ganz auf sie zu verzichten.
Besser dagegen: Ein mageres Fischfilet, in wenig Olivenöl gebraten, ist für Ihren Körper ein wahrer Jungbrunnen. Es enthält wertvolles Eiweiß, gesunde Fette sowie Vitamine und Mineralstoffe. Wer möchte ergänzt das Fischgericht um einen knackig frischen Salat. Verzichten Sie auf Beilagen wie Kartoffeln, Reis oder Nudeln – auf alle Fälle am Abend. Und Weißbrot ist absolut tabu.
Da es aber nicht jeden Abend Fisch geben kann, ist die Alternative natürlich auch ein Fleischgericht: Hier ist weißem Fleisch, z. B. Hähnchenbrustfilet oder magerem Kalbfleisch der Vorzug zu geben. Auch Tomaten, Auberginen und Zucchini ergeben ein wunderbar leichtes Abendessen. Erbsen und Bohnen sind nur bedingt geeignet, sie haben zwar eine Menge Eiweiß, aber leider auch einiges an Kohlenhydraten, wenn auch von denen, die für den Körper besser verwertbar sind. Vom Speisezettel streichen sollten Sie üppige Saucen mit Mehl, Sahne und Crème fraîche oder solche auf Mayonnaisebasis.

Abends nichts? So kann es klappen!

Noch einmal zum Thema »Nichts mehr nach 18 Uhr«: Ob Sie es wirklich durchhalten oder einfach nur mal versuchen – Sie werden in diesem Abschnitt ein Hilfsmittel kennen lernen, das Ihnen dabei helfen könnte: die Food Box.
Darin haben Sie alle Gerätschaften – vom Reisesalzfässchen, über Messer und Gabel bis hin zur Serviette – die Ihnen ein Picknick im Auto oder während eines langen, arbeitsreichen Tages im Büro ermöglichen. Und damit keine Ausreden mehr aufkommen lassen, dass der Hamburger an der nächsten Ecke lebensrettend war. Sie müssen sich dann nicht abends ausgehungert auf Ihre Mahlzeit stürzen, da Sie dank der Food Box Ihren Essalltag strukturieren können. Auch hier geht es um die Frage der Gewöhnung. Was anfänglich umständlich und mühevoll erscheint, wird – bei konsequenter Anwendung – eine sinnvolle Ergänzung, die Sie nicht mehr missen möchten. Denn der Gewinn ist, dass Sie sich mit dieser Form der Ernährung weitaus besser fühlen werden, leistungsfähiger sind und sogar noch abnehmen.

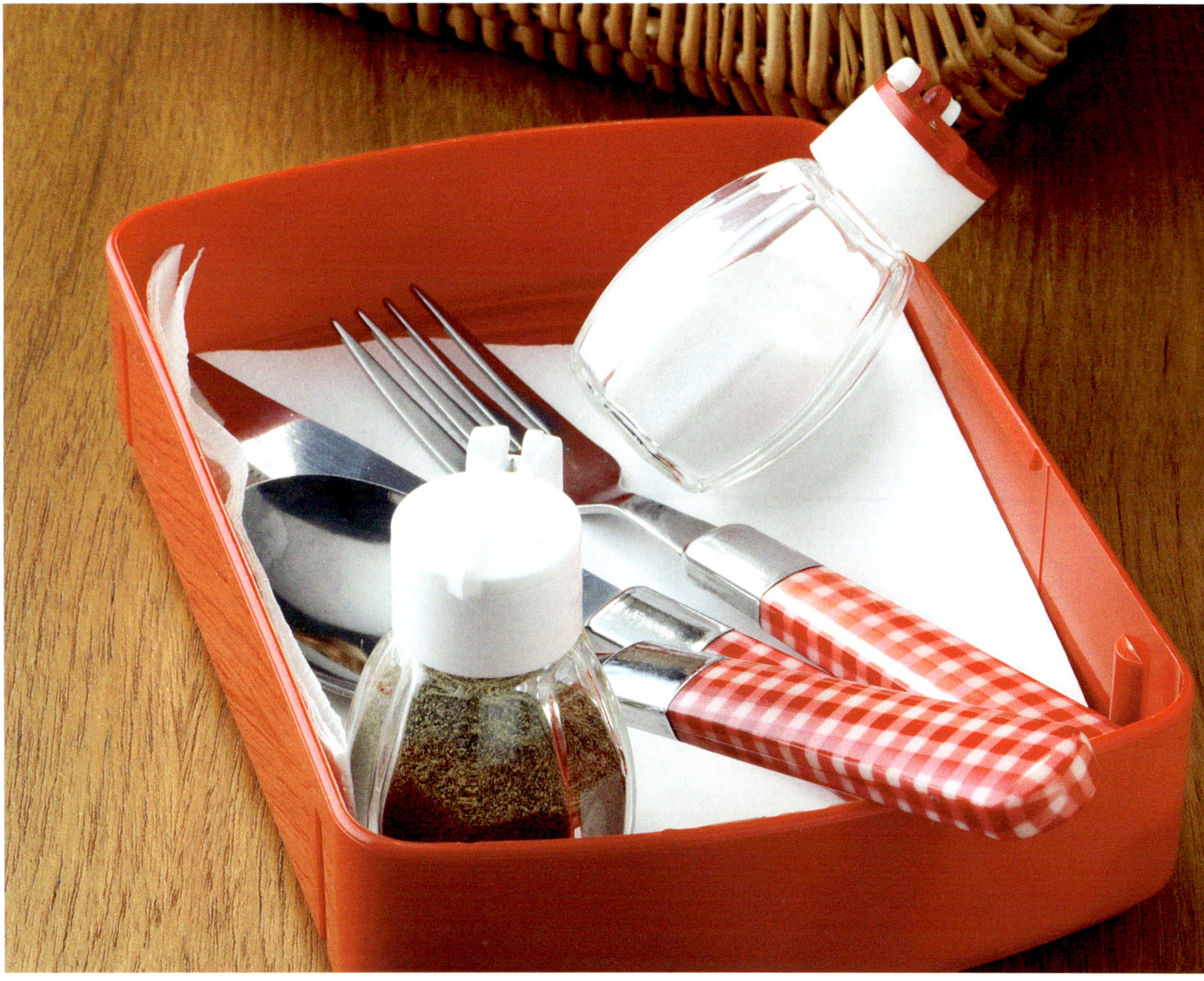

Fettfalle Kantinenessen

Im Mittagessen in der Kantine lauern einige Gefahren für die Figur und das allgemeine Wohlbefinden. Nicht für Sie, wenn Sie auf die folgenden Punkte achten:

Salatsaucen

Vorsicht: Dressings für den Salat enthalten oft Sahne, Crème fraiche oder Mayonnaise. Besser den Salat selbst mit ein wenig kalt gepresstem Olivenöl, Sonnenblumenöl oder Rapsöl anmachen. Auch Salatsauen auf Joghurtbasis sind erlaubt, sofern sie wirklich nur Joghurt enthalten. Fragen Sie den Kantinenkoch danach!

Saucen

Saucen sind die nächste Fettfalle, die es zu meiden gilt. Nehmen Sie das Fleisch oder Fischgericht mit der Gemüsebeilage, aber ohne Sauce – das schmeckt auch und ist um einiges besser für Ihren Körper.

Suppen

Besonders sämige Suppen enthalten, wie viele Saucen auch, als Grundbestandteil eine Mehl-Fett-Verbindung. Klaren Suppen ist hier absolut den Vorzug zu geben.

Weißbrot

Zumeist wird Weißbrot zu Salaten oder Suppen gereicht. Lassen Sie es ganz weg oder ersetzen Sie es durch Vollkornbrot.

Panaden

Gerade in Kantinen stehen oft panierte Gerichte, sei es Fisch, Fleisch oder sogar Gemüse, auf dem Speiseplan. Sie sind die absoluten Mehl-Fett-Bomben. Fragen Sie den Koch, ob er Ihnen das Bratgut nicht ohne Panade in wenig Öl brät – viele gehen durchaus auf solche Wünsche ein. Vielleicht finden Sie ja einige Mitstreiter in Ihrer Firma und der Koch lässt sich überreden, öfter mal Gerichte »nature« auf die Karte zu setzen.

Fleischgerichte

Wählen Sie nach der Lebensmittelauswahl Ihr Fleischgericht aus (siehe Seite 20).

Kartoffeln, Nudeln und Co.

Die sog. »Sättigungsbeilagen« wie Kartoffeln, Klöße, Nudeln und Reis gehören bei den meisten Kantinengerichten automatisch mit dazu. Mittags ist zwar kein Totalverzicht angesagt, aber versuchen Sie es doch mal mit einer Umstellung: Fagen Sie beim Koch nach, ob es denn auch mal Vollkornnudeln oder ungeschälten Reis geben kann. Wie gesagt, vielleicht finden sich in Ihrer Firma ja ein paar Verbündete, die über Ihre Initiative froh sind.

Nachtisch

Auch wenn sie noch so verlockend sein mögen: Cremes, Puddings, Eisspeisen etc. enthalten eine Unmenge an Fetten und Zucker. Gewöhnen Sie sich sattdessen an, nach Ihrem Mittagsmahl frisches Obst zu essen. Auch das wird mittlerweile in vielen Kantinen angeboten, sonst bringen Sie es sich selber mit.

Zum Abschluss das Frühstück

Dass es hier an letzter Stelle steht hat seinen Sinn: Ihr Frühstück sollte zu einer Konstante in Ihrem Leben werden. Während Sie bei den anderen Mahlzeiten variieren können – natürlich im vorgegebenen Rahmen – sollte das Frühstück, zumindest während der Woche und während der Feierabend-Diät, gleich bleiben. Sie werden sehen: Das hilft Ihnen ungemein bei der allgemeinen Ernährungsumstellung, die Sie mit dieser Diät einläuten.

Entscheiden Sie sich für Müsli oder Vollkornbrot bzw. -brötchen. Die im Rezepte-Pool genannten Eierspeisen sind Alternativen für das Wochenende oder eine Abwechslung für später, wenn Ihnen das Frühstück Ihrer Wahl bereits zur lieben Gewohnheit geworden ist.

Machen wir uns nichts vor: Natürlich ist es nicht realistisch, lang eingeschliffene Gewohnheiten innerhalb von ein paar Tagen abzulegen. Wir legen Ihnen deshalb ans Herz, auch nach den drei Wochen Feierabend-Diät bei Ihrem gewählten Frühstück zu bleiben. Dieses gesunde Frühstück soll Ihnen nämlich ebenso zur Gewohnheit werden wie jetzt vielleicht Schokocremebrötchen oder Croissants. Ziel ist es, dass Sie sich morgens ein ballaststoff- und vitaminreiches Fundament für den Tag schaffen, das sie leistungsfähig hält, lange sättigt und damit eine vormittägliche Zwischenmahlzeit überflüssig macht. Auf diese sollten Sie nämlich in Zukunft verzichten.

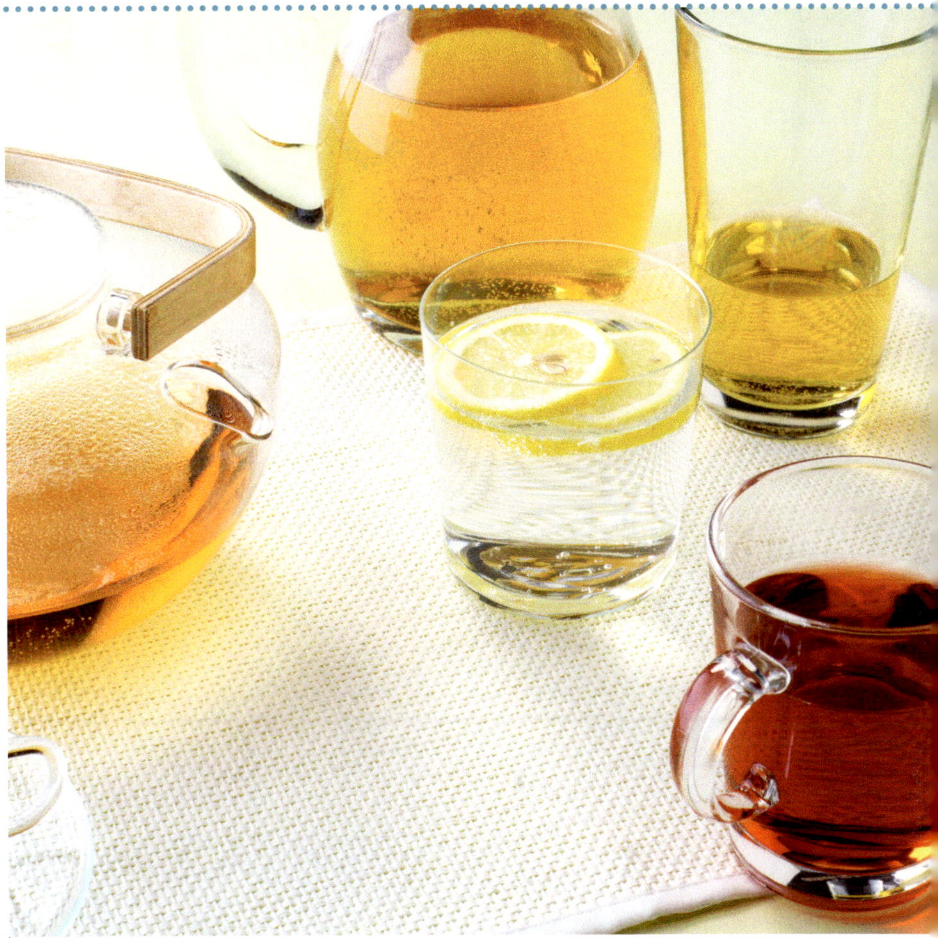

Getränke

In Büros wird meist viel Kaffee oder schwarzer Tee getrunken. Gönnen Sie sich pro Tag eine Tasse – und genießen Sie diese. Für den weiteren Flüssigkeitsbedarf sollte es Wasser und/oder Kräutertee sein. Und, Sie ahnen es sicher schon: Zuckerhaltige und alkoholische Getränke sollten Sie streichen.

Schlank und fit nach Feierabend

Bewegung muss sein

Die Ernähung umzustellen, ist das eine, sich ab heute auch sportlich zu betätigen, das andere. Keine Sorge, Sie müssen sich nicht zu Höchstleistungen trimmen. Erwiesen ist aber, dass ein Mensch, der 2-mal pro Woche für ca. 20 Min. einen Ausdauersport betreibt und weitere 2-mal pro Woche ein leichtes Krafttraining absolviert, bereits um einiges aktiver ist und vor allem eine entsprechende Grundversorgung an Muskulatur aufweist. Zur Erinnerung: Eine trainierte Muskelzelle verbraucht im Gegensatz zur untrainierten bereits im Ruhezustand das Doppelte an Energie und damit an Kalorien.

Bewegung macht Spaß

Die Ausdauereinheit sollte an der frischen Luft stattfinden – einer dieser Ausdauertage kann ruhig am Wochenende sein. So kann beispielsweise Ihr neuer Sporttag am Mittwoch liegen, der zweite Ausdauertag dann, mit einigen Tagen Erholung dazwischen, am Samstag.
Sollten Sie viel auf Reisen sein, kein Problem! Turnschuhe und ein Trainingsanzug lassen sich noch in jedem Koffer unterbringen. Und im Hotel ist man Ihnen sicherlich gerne behilflich, einen geeigneten Park oder eine andere empfehlenswerte Jogging- oder Walkingstrecke zu finden. Viele Hotels haben auch einen Kraft- oder Fitnessraum. Nutzen Sie ihn!
An dem anderen Tag ist Krafttraining angesagt. Übungen dazu, die Sie immer mal wieder zwischendurch einschieben können, finden Sie ab Seite 110.

Tipps zum Beginn

Wichtig ist, dass Sie sich nicht über- aber auch nicht unterfordern. Beides würde Sie nur frustrieren und die ganze Sache schnell zum Scheitern bringen. Also, wählen Sie an zwei Tagen in der Woche jeweils eine Stunde, die ab heute Ihnen gehört. Das könnte beispielsweise genannter Mittwoch und Samstag sein. An diesen Tagen gehen Sie zur gewählten Uhrzeit (das kann gleich am Morgen nach dem Aufstehen sein oder am Abend nach der Arbeit) zu Ihrem Ausdauerprogramm über. Am besten hat sich Joggen oder Walken bewährt, da Sie hier sowohl Impulse für die Muskulatur als auch für das gesamte Skelett erhalten. Fahrradfahren und Schwimmen sind eher als Ergänzungen anzusehen.
Sind Sie untrainiert, dann fangen Sie langsam an. Die Richtschnur ist: Wenn Sie sich während des Joggens oder Walkens noch mühelos unterhalten können, sind Sie im grünen Bereich. Keuchen Sie schon so, dass dies nicht mehr möglich ist, reduzieren Sie das Tempo. Suchen Sie sich eine Strecke im Park, im Wald oder auf einem Sportgelände aus und laufen oder walken Sie zumindest am Anfang immer nur auf dieser Strecke. Sie dient ihnen als Gradmesser, denn Sie werden schnell feststellen, dass Sie diese immer besser bewältigen. Bedenken Sie: Der Mensch ist ein Gewohnheitstier. Irgendwann wird Ihnen Ihr Sportprogramm zu einer lieben Gewohnheit werden. Nach dem Sport werden Sie sich angenehm wohlig fühlen. Versprochen! Genießen Sie dann ein heißes, entspannendes Bad oder eine Dusche.

Und noch mehr Bewegung

Bauen Sie diese kleinen zusätzlichen Bewegungstipps so oft es geht in Ihren Alltag ein:

- Treppe statt Fahrstuhl – das hält Sie auf Trab.
- Bei Bus und Tram eine Station früher aussteigen und stattdessen zu Fuß gehen
- Telefonieren im Stehen; kurze Fitnessübungen am Arbeitsplatz (siehe Übungen, Seite 110–113)
- Mit dem Fahrrad zur Arbeit? Warum nicht, zumindest im Sommer ist das eine gute Alternative.
- Ein kurzer Spaziergang in der Mittagspause wirkt Wunder.
- Abendliche Fitnessverabredung zum Joggen oder Walken mit Freunden/Freundinnen – das sollte ein fester Termin in Ihrem Kalender werden.
- Bei besonders schlechtem Wetter: Verabredung in die Schwimmhalle verlegen.
- Mal eine Wanderung am Wochenende planen? Sie finden sicherlich begeisterte Begleiter in Ihrem Freundeskreis.
- Für Morgenmenschen: Regelmäßige Bewegung an der frischen Morgenluft.
- Für Morgenmuffel: Regelmäßige Bewegung am Abend, z.B. in Form eines Spazierganges.

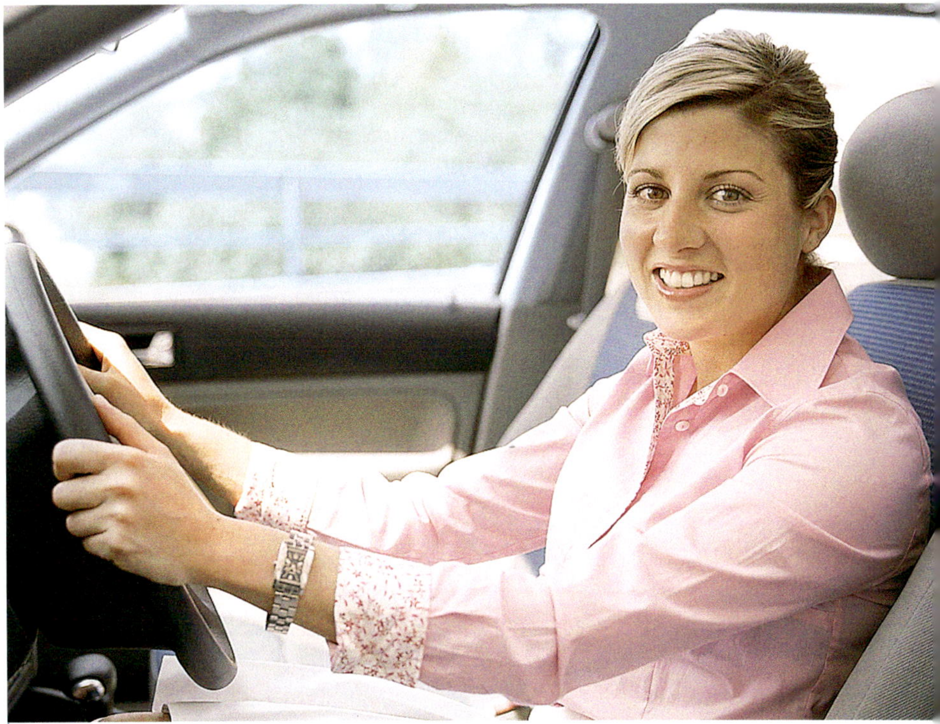

Bewegung für die Gesundheit

Eine kürzlich veröffentlichte Studie, die über 20 Jahre mit über 40.000 Frauen durchgeführt wurde, kam zu dem Schluss: Bereits ein Minimum an Bewegung (s. S. 110ff.) beugt wirkungsvoll Herz-Kreislauf-Beschwerden, Herzinfarkt und Schlaganfall vor.

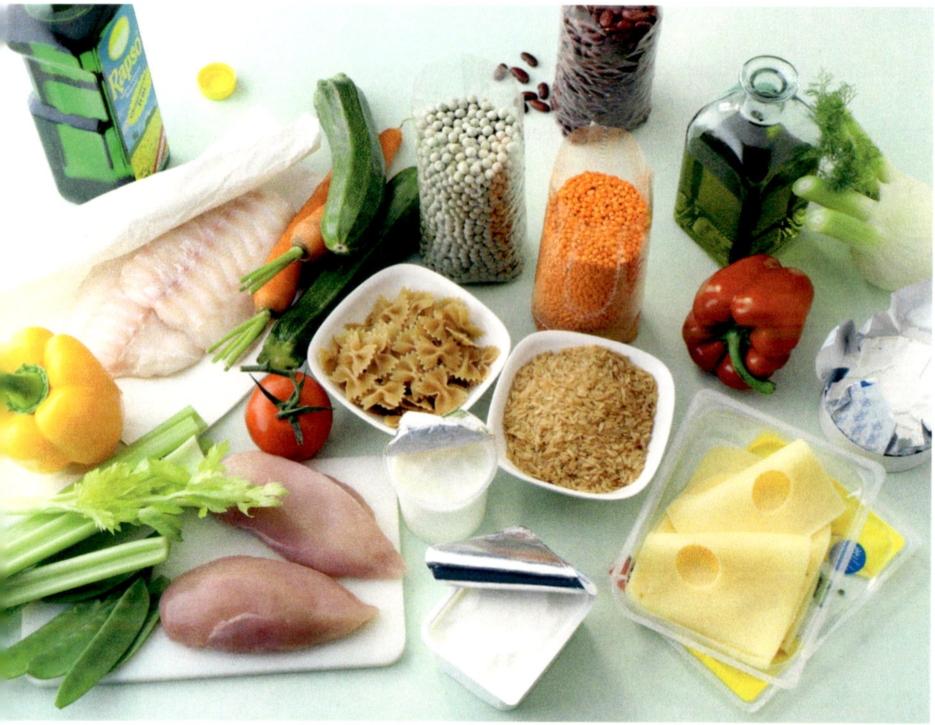

Was darf’s sein, was nicht?

Das Ziel Ihrer Feierabend-Diät ist, den Konsum von Weißmehlprodukten und Zucker langfristig deutlich zu reduzieren, wenn nicht gar komplett einzuschränken. Wie Sie ja inzwischen wissen: Tagsüber ist dahingehend eine kleine Sünde eher verzeihlich, am Abend sollten Sie diese Produkte oder Produktkombinationen absolut meiden! Bei der riesigen Auswahl an leckeren erlaubten Lebensmitteln sollte Ihnen das nicht allzu schwer fallen.

Das ist erlaubt

Fisch

- Sie können alle Arten von Fisch, gedünstet oder in Olivenöl gebraten, essen.
- Magerfische wie Barsche, Plattfische (Butt, Seezunge, Scholle), Dorsche (Kabeljau), Tun- und Schwertfisch (frisch ist auf alle Fälle Dosenware vorzuziehen) sowie Süßwasserfische wie Forelle, Renke, Saibling oder Zander sollten ab jetzt regelmäßig auf dem Tisch stehen.
- Auch Krustentiere wie Garnelen sind gut geeignet, da sie eine Menge hochwertiges Eiweiß und gleichzeitig wenig Kalorien haben.
- Fettfische wie Aal, Hering, Lachs, Makrele sind ebenfalls eine gute Wahl, da sie hochwertige Omega-3-Fettsäuren liefern.

Fleisch

- Generell ist weißem Fleisch der Vorzug zu geben, da es weitaus weniger Fettanteile enthält. Es bringt eine gute Portion Eiweiß und ist außerdem bekömmlich.
- Hähnchen: Brust und Schenkel, diese aber am besten ohne Haut
- Kalb: Schnitzel (das sind die Teile aus Lende, Hüfte und Nuss) und -filet
- Pute: Brust
- Rind: Filet, Stücke aus Lende, Hüfte und Nuss; weniger geeignet, aber noch verträglich: Stücke aus Ober- und Unterschale, Bug (die nimmt man für Rouladen und Gulasch)
- Schweinefleisch: sollte möglichst selten auf Ihrem Speiseplan stehen, da es von Haus aus einen größeren Fettanteil hat; als Ausnahme ist

Filet, Lende und Nuss sowie Schnitzel (wird zumeist aus der Oberschale geschnitten) oder auch mal Schinken auf dem Frühstücksbrot erlaubt.

➤ Wild: Reh, Hirsch, Hase – aber natürlich nicht in einer üppigen Sahnesauce schwimmend, sondern als Magerbraten oder Pfannengericht zubereitet

Buntes Gemüse und Salate

➤ Tomaten, Zucchini, Auberginen, Möhren, Spargel, am besten ebenfalls gedünstet oder in einem hochwertigen Öl gebraten – darin können Sie nach Herzenslust schwelgen.

➤ Kohlsorten, Paprika, Zwiebeln, Porree: Sind schwer verdaulich und wirken oft blähend, deshalb sollten Sie am Abend sparsam damit umgehen.

➤ Salate bringen zwar reichlich Vitamine und Mineralstoffe, doch abends verträgt sie nicht jeder.

Hülsenfrüchte

➤ In Maßen sind die verschiedenen Bohnensorten, Erbsen und Sojabohnen erlaubt. Sie enthalten einen größeren Anteil an komplexen Kohlenhydraten, die im Körper langsamer abgebaut werden.

Milchprodukte und Eier

➤ Wählen Sie die Magervarianten. Sie schmecken in den vorgeschlagenen Rezepten genauso gut und belasten mit weitaus weniger Fett.

➤ Gelegentlich ein frisches Ei ist sehr gesund. Im Rezeptteil finden Sie Omelette- und Rühreirezepte, z. B. fürs Wochenendfrühstück.

Öle

➤ Olivenöl und Rapsöl sind besonders hochwertige Öle, da sie die wertvollen ungesättigten Fettsäuren enthalten. Auch andere kalt gepresste Öle wie Erdnussöl, Sonnenblumenöl oder Distelöl sind empfehlenswert.

Reis und Nudeln

➤ Ab heute sollte nur noch Naturreis auf dem Programm stehen. Während der drei Diätwochen bitte nicht am Abend!

➤ Vollkornnudeln: Auch sie sind am Abend eher zu vermeiden – wer tagsüber die Möglichkeit hat, eine Vollkornpasta mit einer guten Tomatensauce zu verspeisen, sollte sich das nicht entgehen lassen.

Davon sollten Sie sich bitte verabschieden – tagsüber und erst recht am Abend

Alkoholische Getränke

➤ Sie enthalten eine Menge an Kalorien; auf sie ist daher während der Feierabend-Diät zu verzichten. Bedenken Sie: Bier wird im Körper teilweise in Zucker umgewandelt!

Butter und butterhaltige Produkte

➤ Als Brotaufstrich morgens erlaubt, abends bitte weglassen.
➤ Verzichten Sie außerdem auf fettreiche Produkte wie Blätterteig, Croissants, Kekse und andere Backwaren.

Fleisch

➤ Generell sollten Sie auf fettes Fleisch, das zudem noch in üppigen Saucen schwimmt, verzichten.
➤ Geflügel: Gans und Ente, besonders als Braten zubereitet, sind wahre Kalorienbomben.
➤ Huhn: ein Brathühnchen bringt eine Menge Kalorien mit sich; gerade am Abend sollte unbedingt darauf verzichtet werden.
➤ Kalb: auf Stücke aus Nacken, Hachse (Ossobuco), Kamm, Brust und Bauch sollte verzichtet werden.
➤ Lamm: das eher fetthaltigere Lammfleisch ist vorerst vom Speiseplan zu streichen; außer auf Lammfilet ist auf Lamm-Chops, Braten aus Schulter und Keule sowie die Rippen- und Nackenstücke zu verzichten
➤ Rind: auf hier sind Stücke aus Nacken, Beinscheibe, Hohe Rippe, Brust und Bauch nicht geeignet.
➤ Schwein: Das ebenfalls eher üppigere Schweinefleisch sollte die Ausnahme bleiben. Verzichten Sie daher auf Koteletts, Nackensteaks, Spareribs, Hachse und Bauchfleisch.

Kartoffeln

➤ Auf sie sollte am Abend unbedingt verzichtet werden, nichts gegen ein mittägliches Kartoffelgericht, aber abends halten sie den Blutzucker hoch. Und natürlich sind Pommes und Chips tabu, denn sie enthalten massenhaft Fett!

Käse

➤ Ersetzen Sie vollfette Käsesorten durch magere; achten Sie dazu auf den Fettgehalt in der Trockenmasse (F.i.Tr.) sowie die Fettstufen.

Knabbereien

➤ Gesalzene Erdnüsse, Chips, Salzletten und anderes Knabberzeug sollten der Vergangenheit angehören.

Öle

➤ Tauschen Sie in Zukunft einfach gesättigte Fettsäuren – dazu gehören auch Butter, Margarine und viele Bratöle – in die angesprochenen hochwertigen Öle.

Reis

➤ Geschälter Reis sollte durch Naturreis ersetzt werden; aber auch er ist abends die Ausnahme.

Sahneprodukte

➤ Von Sahne pur, über Cremes, Puddings bis hin zu Torten – Sahne ist ein gewaltiger Fettträger.

Weißmehlprodukte

➤ Neben Nudeln stehen hier Brot, Brötchen, Baguette, Pizza, Pitabrot etc. auf dem Index. Auf sie ist abends definitiv zu verzichten!

Wurstwaren

➤ Sie enthalten oftmals einen hohen Anteil an den so genannten versteckten Fetten; zu vermeiden sind unbedingt Leber-, Mett- und Blutwurst.
➤ Auch Salami und Aufschnittwurst sind wahre Kalorienbomben.

Zucker und zuckerhaltige Produkte

➤ Getränke, Schokolade, Desserts, Joghurts, Quarks, Puddings und natürlich Kuchen, Kekse, Torten und die Vielzahl an Riegeln für zwischendurch (auch wenn sie als Ökoprodukte ausgewiesen sind).

Vorratshaltung

Frische und Qualität stehen natürlich an erster Stelle. Das gilt vor allem für Gemüse und Früchte, aber auch für Fisch und Fleisch. Während es empfehlenswert ist, Gemüse, Obst, Fisch und Fleisch so frisch wie möglich auf den Tisch zu bringen, lassen sich andere Produkte gut auf Vorrat kaufen.
➤ Tomatensaucen aus der Dose haben sich bewährt: Einfach aufgemacht, schon hat man (fast) eine Mahlzeit.
➤ Zwiebeln und Knoblauch lassen sich im Dunkeln gut lagern.
➤ Öle: Legen Sie sich hochwertige Pflanzenöle zu. Sie sind zwar ein bisschen teurer, aber Sie benötigen auch wenig. Verwenden Sie beschichtetes Kochgeschirr.
➤ Magermilch, Joghurt und andere Milchprodukte wie Käse oder Buttermilch können gut für die ganze Woche eingekauft werden.
➤ In der Regel hält sich marktfrisches Gemüse im Kühlfach des Kühlschrankes, trocken gelagert, ebenfalls die ganze Woche. Eine gute Alternative dazu ist Tiefkühlgemüse.
➤ Auch Fisch aus der Tiefkühltruhe ist eine gute Alternative zu Frischfisch.
➤ Ersetzen Sie alles an Mehl und Weißmehlprodukten durch Vollkorn.
➤ Vollkornnudeln gehören zur Grundausstattung. Dinkelflocken und Dinkelmehlprodukte sind dabei besonders lecker.
➤ Müsli – dunkel, trocken und nicht zu warm gelagert – hält sich ebenfalls lange.
➤ Kräuter in Töpfchen sind eine hervorragende Möglichkeit, Frische und Verfügbarkeit in einem zu haben.

INFO

NOCH EIN WORT ZUR LEBENSMITTELQUALITÄT

Die Deutschen geben immer weniger Geld für gute Lebensmittel, dafür immer mehr für Freizeitaktivitäten aus. Bedenken Sie: Ihr Körper ist das wichtigste Gut, das Sie haben, daher empfiehlt es sich, bei Lebensmitteln auf gute Qualität zu achten, auch wenn diese ein wenig teurer sind.

Der 3-Wochen-Power-Plan

So, jetzt kann's los gehen! Sie werden mühelos die ersten Kilos verlieren und einen Vorgeschmack bekommen auf einen unbeschwerten Körper voller Energie. Viel Spaß und Erfolg dabei!

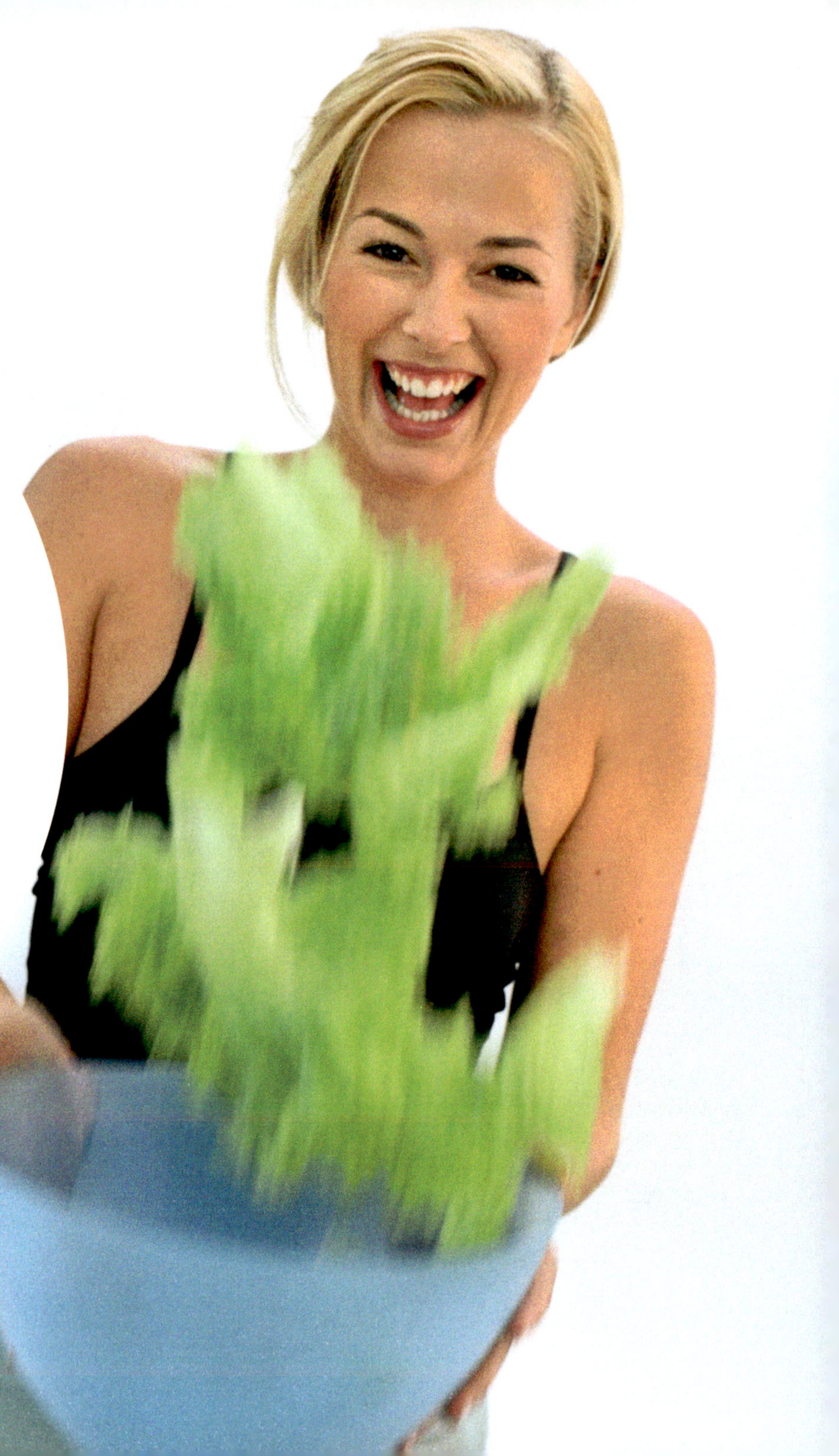

So klappt es

Wir haben Ihnen für die kommenden drei Wochen der Feierabend-Diät einen Plan erstellt. Dazu ist jede Woche einem speziellen Nahrungsbaustein gewidmet.
In Woche 1 erfahren Sie alles Wissenswerte über Kohlenhydrate,
in Woche 2 das Wichtigste über die in unserer Nahrung enthaltenen Fette und
in Woche 3 die Wirkungsweise von Eiweiß.

Bitte nicht vergessen

Die Liste der zu vermeidenden Lebensmittel ist für die gesamte Dauer der Diät verbindlich. Sie sollten darüber hinaus in der entsprechenden Woche vermehrt auf den jeweiligen Schwerpunkt wie Kohlenhydrate, Fette und Eiweiß achten, um für die Zeit nach der Diät bereits einige wichtige Ernährungsumstellungen dauerhaft eingeleitet zu haben.

Und warum?

Ziel dieser drei Wochen ist es, in Ihrem Körper und Kopf eine Umstellung zu bewirken und Ihnen Ihre Ernährung bewusster werden zu lassen. Während Sie in der ersten Woche noch einiges mehr an Kohlenhydraten zu sich nehmen, werden diese in den beiden folgenden Wochen am Abend reduziert. In der letzten Woche wird abends zweimal auf eine feste Mahlzeit verzichtet, aber keine Angst: Sie erhalten stattdessen einen sättigenden Eiweiß-Drink, der Sie mit allem versorgt, was Sie benötigen.

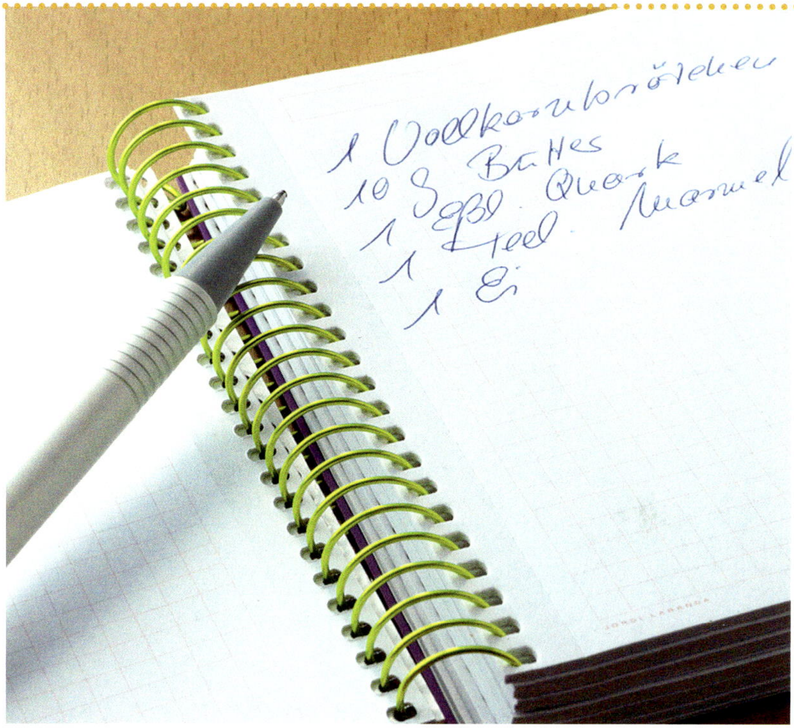

Kleiner Tipp:

Führen Sie ein Ernährungstagebuch, zumindest während der Zeit, in der Sie konsequent einige Pfunde loswerden wollen. Aber auch nach dieser Phase hat es sich bewährt, seine Mahlzeiten zu notieren – das hilft bei der allgemeinen Ernährungsumstellung, die letztlich ja das langfristige Ziel ist.

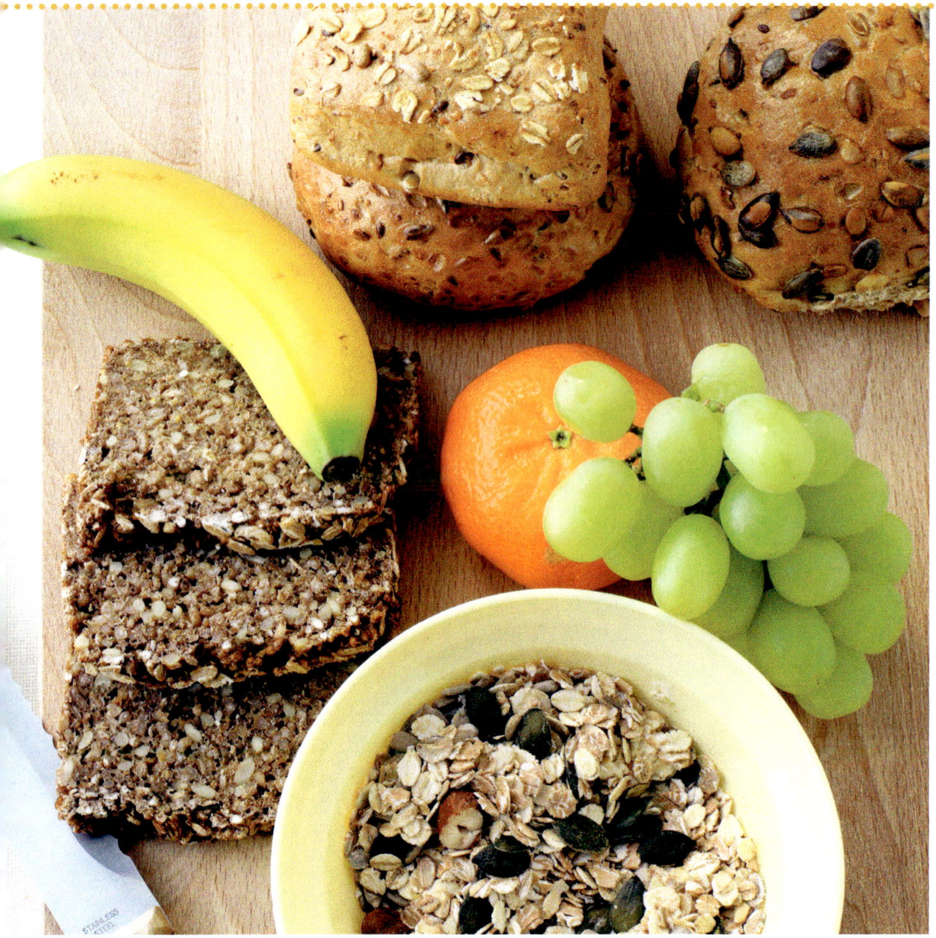

Thema der 1. Woche: Kohlenhydrate

Natürlich ist die Umstellung und Gewöhnung an die neue Ernährungsform das eigentliche Hauptthema. Hilfreich ist es im Zuge dessen, die Kohlenhydrate genauer im Visier zu haben. Dabei wird besonders auf die einfachen Kohlenhydrate (siehe Seite 22) geachtet: Weißmehlprodukte und Zucker sind tabu. Auch Kartoffel- und Reisgerichte werden in der nächsten Zeit vom Essensplan verbannt. Ziel dieser Ernährungsform ist, die Kohlenhydratdepots abzubauen und den Fettstoffwechsel anzukurbeln.

Frühstück

Um die Umstellung zu erleichtern, ist es hilfreich, sich für eine Frühstücksform zu entscheiden, z. B. für Müsli oder Vollkornbrot bzw. -brötchen. Die im Rezepte-Pool genannten Eierspeisen sind Alternativen für das Wochenende oder für später, wenn Ihnen das Müsli bereits zur lieben Gewohnheit geworden ist, Sie aber mal Lust auf Abwechslung haben. Natürlich ist es nicht realistisch, lang eingeschliffene Gewohnheiten innerhalb kurzer Zeit umzustellen – daher die Empfehlung: Bleiben Sie auch nach den drei Wochen bei der einmal gewählten Frühstücksform.

Mittag

Mittags verzehren Sie eine Mahlzeit Ihrer Wahl aus dem Kapitel »Aus der Food Box« (ab Seite 44) oder essen Sie in der Kantine eine klare Suppe und einen Salat (ohne Sahnesauce und Weißbrot) oder ein Pasta-Gericht, nach Möglichkeit aus Vollkornnudeln. Wenn Sie unterwegs sind und Ihre Mahlzeit aus der Food Box zusammenstellen, ist ein Vollkornprodukt mit frischem Gemüse und Obst die perfekte Lösung. Es gibt Ihnen Power zurück und hält Sie konzentriert.

Nachmittagsloch

Bevor Sie sich überlegen, welcher süßen Verführung Sie gleich erliegen werden, trinken Sie ein Glas Wasser. Da dies in aller Regel den Magen nur kurzzeitig füllt, essen Sie dann ein Stück frisches Obst. Auch Trockenfrüchte sind eine hervorragende Alternative. Und wer ohne Schokolade nicht leben kann, darf ein kleines Stückchen schwarze Schokolade mit hohem Kakaoanteil knabbern.

Abend

Abends kochen Sie sich ein Gericht aus den Rezepten ab Seite 65: Fisch oder Fleisch, nach Belieben mit Salat oder eine Suppe oder nur einen Salat. Zweimal pro Woche dürfen Sie ein Pasta-Gericht aus Vollkornnudeln wählen. Kartoffeln und Reis sind tabu. Und bitte verzichten Sie unbedingt auf Wein oder Bier!

Beispiel für Woche 1

Frühstück: Frühstück Ihrer Wahl

Mittag: Kantine (siehe oben) oder Food Box (siehe Rezepte ab Seite 44)

Nachmittag: ein Stück frisches Obst oder ein Stück schwarze Schokolade

Abendessen:
Montag
Hähnchenbrust auf Feigensauce und Petersiliensalat mit Kirschtomaten (Rezepte Seite 100 und 73)

Dienstag
Vollkorn-Penne mit Paprika-Pesto (Rezept Seite 85)

Mittwoch
Curry-Gemüse-Süppchen und Rucolasalat mit Räucherlachs (Rezepte Seite 67 und 76)

Donnerstag
Schollenröllchen (Rezept Seite 89)

Freitag
Gefülltes Gemüse (Rezept Seite 78)

Am Wochenende
Wählen Sie zum **Frühstück** vielleicht ein Omelette von Seite 40 oder 41. Oder bleiben Sie bei Ihrem bewährten Frühstück.

Mittags ist alles erlaubt, worauf Sie Lust haben.

Abends könnte es z.B. die Sprossen-Pizza (Rezept S. 80) oder ein leckeres Hähnchengericht (Rezepte ab Seite 96) sein.

Thema der 2. Woche: Fette

Weiterhin gilt: Chips, Schweinebauch und Pommes mit Mayo sind verboten. Hier soll aber noch genauer auf die Fette eingegangen werden, um deren Komplexität bewusst zu machen. Wer abnehmen möchte, sollte täglich nicht mehr als ca. 40 Gramm (Frauen) bzw. ca. 60 Gramm (Männer) Fett zu sich nehmen. Fett ist nicht nur ein wichtiger Energielieferant, sondern auch der Geschmacksträger schlechthin. Auf Fette völlig zu verzichten, ist demzufolge Unsinn. Es sollten eben nur die Richtigen sein. Und die finden Sie in folgender Pyramide:

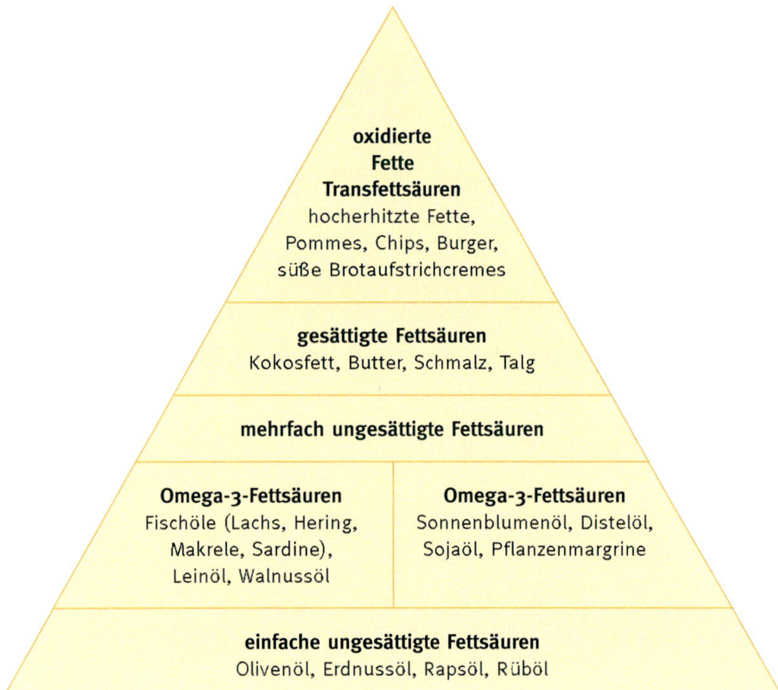

Frühstück

Bleiben Sie bei dem Frühstück Ihrer Wahl. Achten Sie darauf, keine vollfetten Produkte (ob Milch oder Käse) zu verzehren. Magerprodukte schmecken ebenfalls und sind die bessere Alternative.

Mittag

Der Salat am Mittag sollte mit Olivenöl oder einem anderen Öl, das reich an ungesättigten Fettsäuren ist, zubereitet sein. Mayonnaise, Sahne und sonstige üppige, sprich fetthaltige Geschmacksträger sind tunlichst zu vermeiden. Natürlich ist einem mageren Fisch der Vorzug zu geben. Fetter Fisch ist aber allemal besser als fettes Fleisch. Ihr Brotbelag aus der Food Box kann magerer Schinken und Käse sein. Von üppigen Wurstwaren und Käsesorten sollten Sie Abstand nehmen. Essen Sie dazu unbedingt frisches Gemüse wie z. B. Paprikaschoten, denn diese Kombination sättigt lang anhaltend.

Nachmittagsloch

Suchen Sie sich einen Snack von Seite 62–63 aus oder essen Sie ein Stück frisches Obst.

Abend

Wenn Sie selbst kochen, probieren Sie die Wokgerichte: Sie gehen schnell, sind bekömmlich und tun der Linie gut. Auch hier ist bei der Fettzugabe auf die genannten Öle zu achten. Versuchen Sie an einem Tag – am besten hat sich der

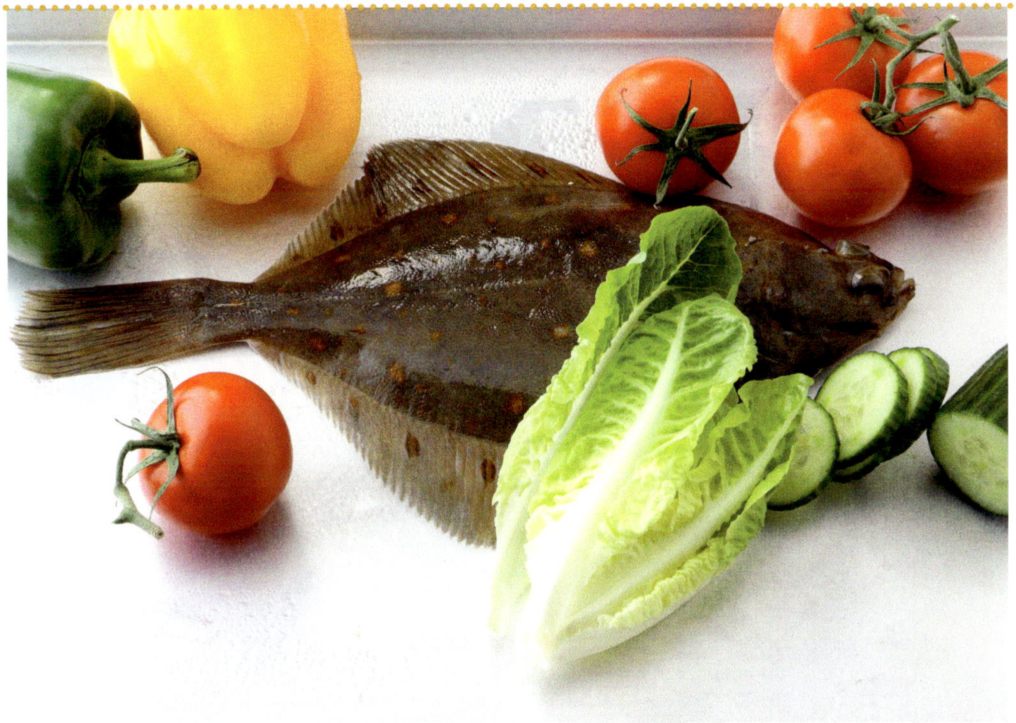

Sporttag bewährt – abends nichts mehr zu essen. Anstelle einer Mahlzeit trinken Sie einen Cocktail (Seite 102–105). Und auf ein Pasta-Gericht am Abend sollten Sie in dieser Woche verzichten.

Beispiel für Woche 2

Frühstück: Frühstück Ihrer Wahl

Mittag: Kantine (siehe oben) oder Food Box (Rezepte ab Seite 44)

Nachmittags: ein Stück frisches Obst oder ein Stück schwarze Schokolade

Abendessen:
Montag
Asia-Suppe und Griechischer Salat mit Hühnerbrust (Rezepte Seite 65 und 74)
Dienstag
Hähnchen mit grünem Gemüse (Rezept Seite 98)
Mittwoch
Kefir-Joghurt-Shake (Rezept Seite 102)
Donnerstag
Tomatensuppe und Chefsalat (Rezepte Seite 66 und 75)
Freitag
Tunfisch mit Gemüse (Rezept Seite 92)

Am Wochenende darf es einmal Vollkorn-Pasta und/oder Fisch und Fleisch sein.

Thema der 3. Woche: Eiweiß

Ein erwachsener Mensch sollte täglich ca. 0,8 g Eiweiß pro Kilogramm Körpergewicht zu sich nehmen. Auch hier ist das Produkt entscheidend. Zwar ähneln tierische Eiweiße denen des Menschen in der Zusammensetzung am stärksten und können daher am besten umgewandelt werden, nur enthalten gerade diese Lebensmittel oft auch einen hohen Anteil an Fetten – und sollten daher genauer unter die Lupe genommen werden. Milchprodukten ist hier eher der Vorzug vor Fleisch zu geben.
Hülsenfrüchte wie beispielsweise Sojabohnen haben sich hervorragend als Eiweißlieferant bewährt. Ein gutes Hühnerei ist ebenfalls nicht zu verachten – trotz des Cholesteringehaltes.

Frühstück

Bleiben Sie bei dem Frühstück Ihrer Wahl. Am Wochenende darf es dann ruhig mal ein Omelette oder ein Rühreigericht sein.

Mittag

Wählen Sie Fisch- und magere Fleischgerichte.

Nachmittagsloch

Suchen Sie sich einen Snack von Seite 62–63 aus oder essen Sie ein Stück frisches Obst.

Abend

Diese Woche sollten Sie noch ein wenig konsequenter sein: Versuchen Sie an zwei Abenden in der Woche keine Mahlzeit mehr nach 18 Uhr einzunehmen. Trinken Sie stattdessen einen Eiweiß-Frucht-Drink. Pasta ist nach wie vor zu vermeiden.

Beispiel für Woche 3

Frühstück: Frühstück Ihrer Wahl
Mittag: Kantine (siehe oben) oder Food Box (Rezepte ab Seite 44)
Nachmittag: ein Stück frisches Obst oder ein Stück schwarze Schokolade
Abendessen:
Montag
Fischsuppe mit Chili und Weizensalat mit Putenfleisch (Rezepte Seite 68 und 73)
Dienstag
Hähnchen mit Spinat (Rezept Seite 97)
Mittwoch
Eiweiß-Frucht-Drink (Rezepte Seite 102–105)
Donnerstag
Tofu-Eintopf (Rezept Seite 71) oder Gefülltes Gemüse (Rezept Seite 78)
Freitag
Eiweiß-Frucht-Drink (Rezepte Seite 102–105)

Am Wochenende sollte es ausschließlich Fisch, Fleisch und/oder Gemüse geben.

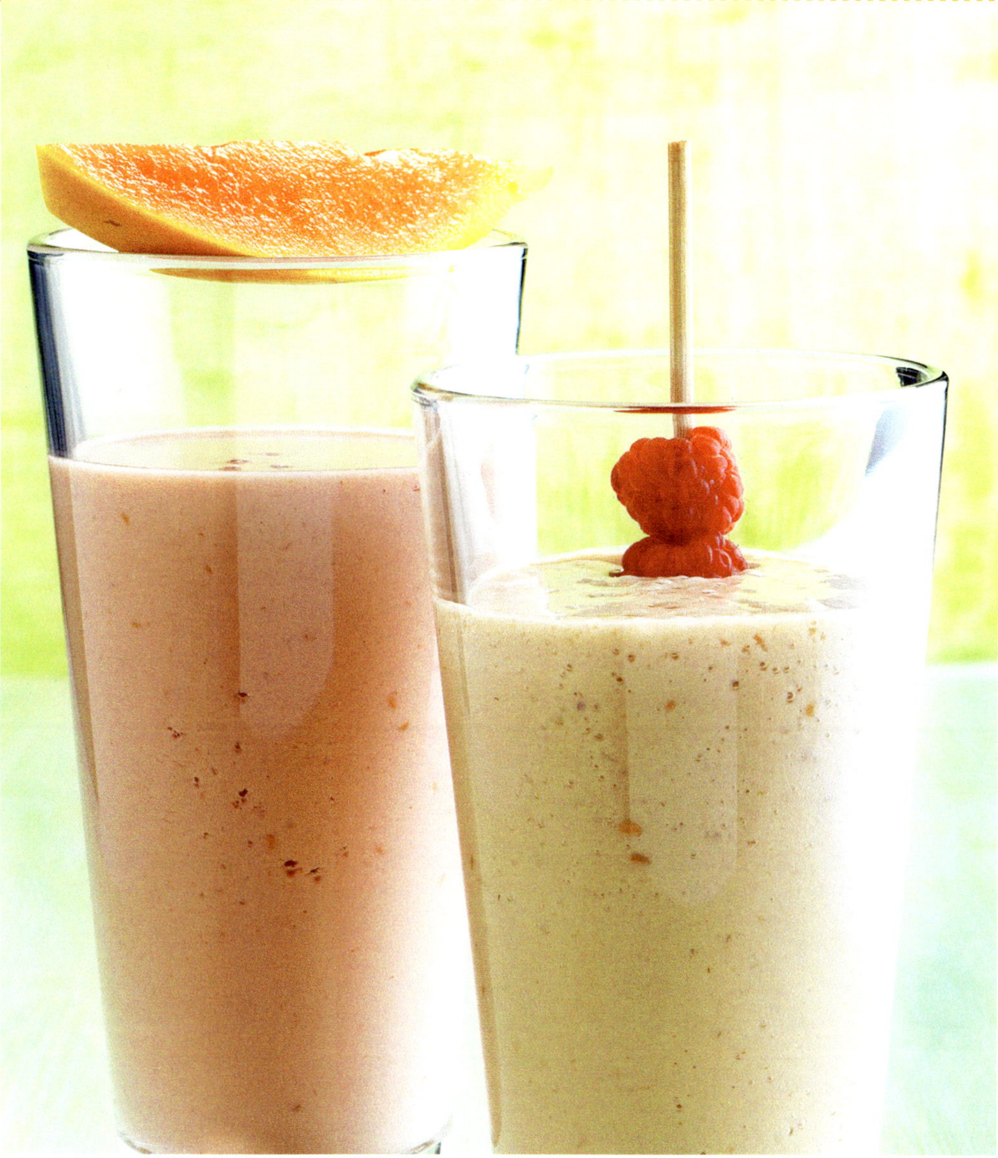

Rezepte

Leckere Frühstücksideen, schnelle Rezepte für die Food Box und tolle Sachen fürs warme Abendessen – hier finden Sie die Rezepte. Dabei haben wir für Sie nur solche Rezepte zusammengestellt, die sich im Alltag leicht verwirklichen lassen.

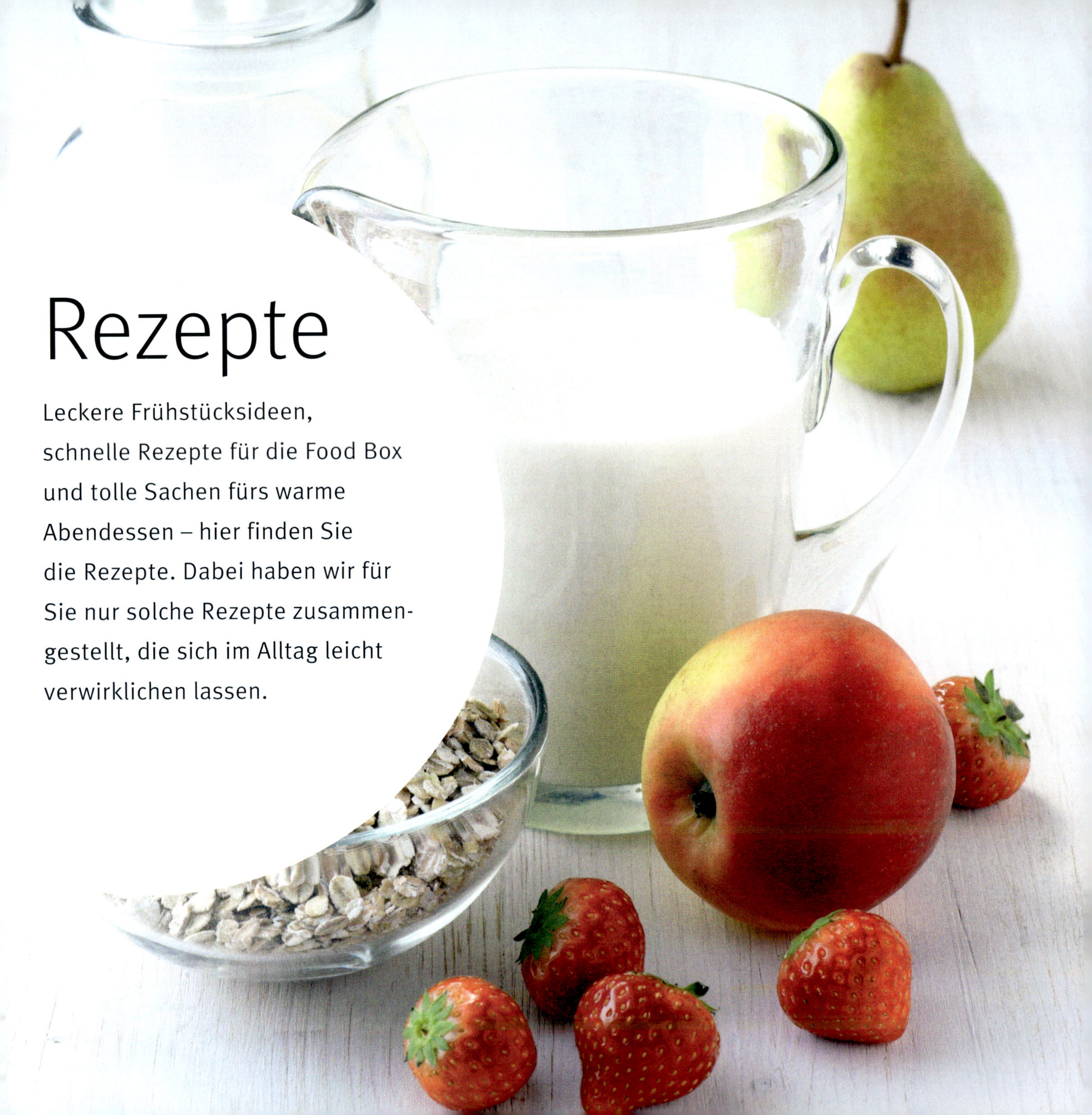

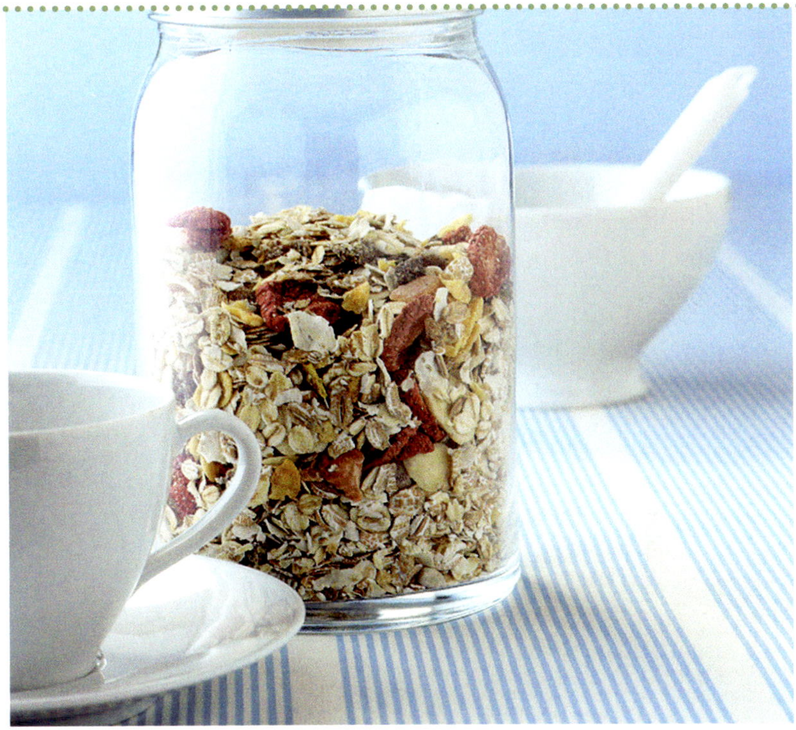

Frühstücksideen

Versorgen Sie Ihren Körper gleich morgens mit reichlich Ballaststoffen, sie geben Ihnen lang anhaltende Energie. Getreideflocken, Müsli oder Vollkornbrot, in Kombination mit Obst oder Gemüse, schenken Ihnen außerdem die nötigen Vitamine und Mineralstoffe.
Wichtig: Suchen Sie sich eine Art von Frühstück aus (z.B. Müsli oder belegtes Brot/Brötchen) und essen Sie es von nun an jeden Morgen. Natürlich können Sie variieren, aber Sie sollten bei einem Thema bleiben, um sich daran zu gewöhnen.

Wochenendfrühstück

Haben Sie eine Vorliebe für Schokocreme- oder Honigbrötchen? Dann frönen Sie Ihren Gelüsten mal ausnahmsweise am Wochenende. Auch lecker am Wochenende: Rührei oder ein Omelette (Rezepte Seite 40 und 41).
Für den Alltag jedoch sollte es ein Frühstück aus den auf den folgenden Seiten vorgestellten Rezepten sein.
Sie bekommen morgens nichts Festes runter? Dann mixen Sie sich einen leckeren Drink (Rezepte Seite 42 und 43)! Und irgendwann werden Sie es als das Selbstverständlichste auf der Welt betrachten. Ihr Gewinn: jede Menge Energie für einen gelungenen Start in den Tag.

Kleiner Trick

Stellen Sie während der Umstellungsphase schon am Vorabend alle Zutaten (außer natürlich der Kühlprodukte) an den Platz in der Küche, den Sie zuerst aufsuchen. Sie sollten sich Ihr neues Frühstück so angewöhnen, dass Sie morgens gar nicht mehr zu überlegen brauchen und es zur Routine wird.

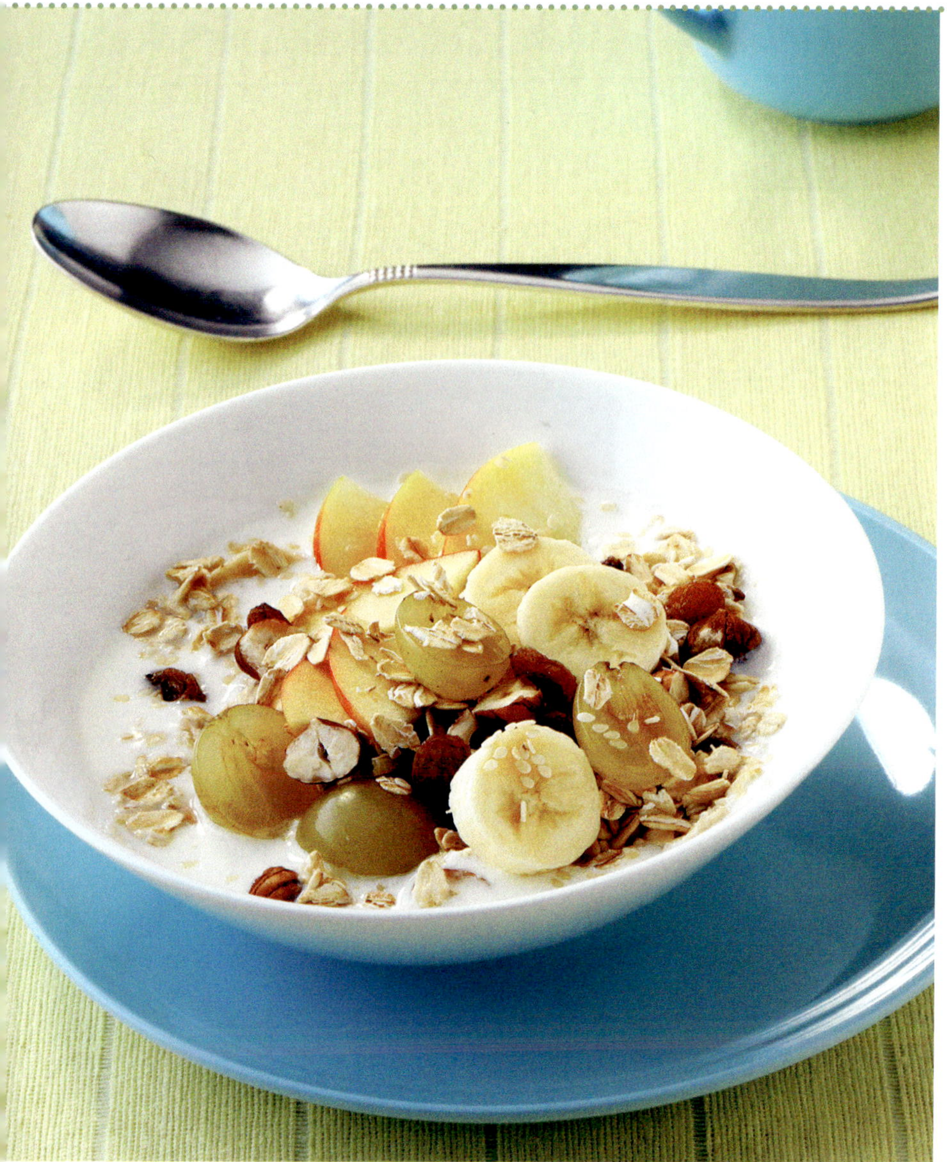

Getreideflocken, frisches Obst und Milchprodukte – damit starten Sie fit in den Tag.

▶ hält lange vor

Vital-Müsli (Foto)

Für 2 Personen:
6 EL ungezuckertes Müsli oder Haferflocken
1 EL Haselnusskerne
1 EL Sesamsamen
1 EL Rosinen
frisches Obst nach Wunsch (z. B. Apfel, Banane, Weintrauben)
300 ml fettarme Milch
100 g Magerjoghurt

Zubereitungszeit: ca. 5 Min.

1. Das Müsli oder die Haferflocken in zwei Frühstücksschalen verteilen. Die Haselnüsse nach Belieben grob hacken und mit den Sesamsamen und den Rosinen darüber streuen.

2. Das Obst waschen bzw. schälen, in mundgerechte Stückchen schneiden und auf das vorbereitete Müsli geben.

3. Milch und Joghurt in einen Becher geben, gut miteinander verrühren und über das Müsli und das Obst gießen.

▶ zitrusfrisch

Pikantes Müsli

Für 2 Personen:
2 EL Dinkelflocken
4 EL Haferflocken
250 ml Orangensaft
1 Möhre
1–2 EL Zitronensaft
1 Apfel
1 Banane
150 g kernlose Trauben
150 g Magerjoghurt

Zubereitungszeit: 15 Min.

1. Die Getreideflocken in einer Schüssel miteinander vermischen, mit dem Orangensaft übergießen und ca. 10 Min. quellen lassen.

2. Inzwischen die Möhre gründlich waschen, putzen, raspeln und mit der Hälfte des Zitronensaftes beträufeln.

3. Den Apfel schälen, das Kerngehäuse entfernen und in kleine Stücke schneiden. Die Banane schälen und in Scheiben schneiden. Beide mit dem restlichen Zitronensaft beträufeln. Die Weintrauben waschen und abtropfen lassen.

4. Möhre, Apfel, Banane und Joghurt unter die Flocken mischen. In zwei Schalen verteilen und mit den Trauben bestreuen.

▶ für die kalte Jahreszeit

Wärmendes Ingwermüsli

Für 2 Personen:
1 Banane
1 Apfel
1 Stück frischer Ingwer (ca. 1 cm)
250 g Magerquark
1 knapper EL Zitronensaft
100 ml Milch
2 EL Honig
8 EL Haferflocken

Zubereitungszeit: ca. 7 Min.

1. Die Banane schälen und in Scheiben schneiden. Den Apfel waschen, halbieren, das Kerngehäuse entfernen und das Fruchtfleisch klein würfeln. Den Ingwer schälen und fein reiben.

2. Das Obst zusammen mit dem Quark, dem Zitronensaft, dem Ingwer, der Milch und dem Honig im Mixer oder in einem hohen Aufschlaggefäß mit dem Pürierstab pürieren.

3. Die Haferflocken in zwei Schalen verteilen und mit der würzigen Quarkcreme übergießen.

TIPP

FRISCHE FRÜCHTE

Geben Sie unbedingt frischem Obst den Vorzug. Sollte das nicht zur Hand sein, dann greifen Sie auf Tiefkühlware zurück. Obst aus dem Glas oder der Dose sollten Sie vermeiden, denn es wurde oft mit einer gehörigen Portion Zucker konserviert.

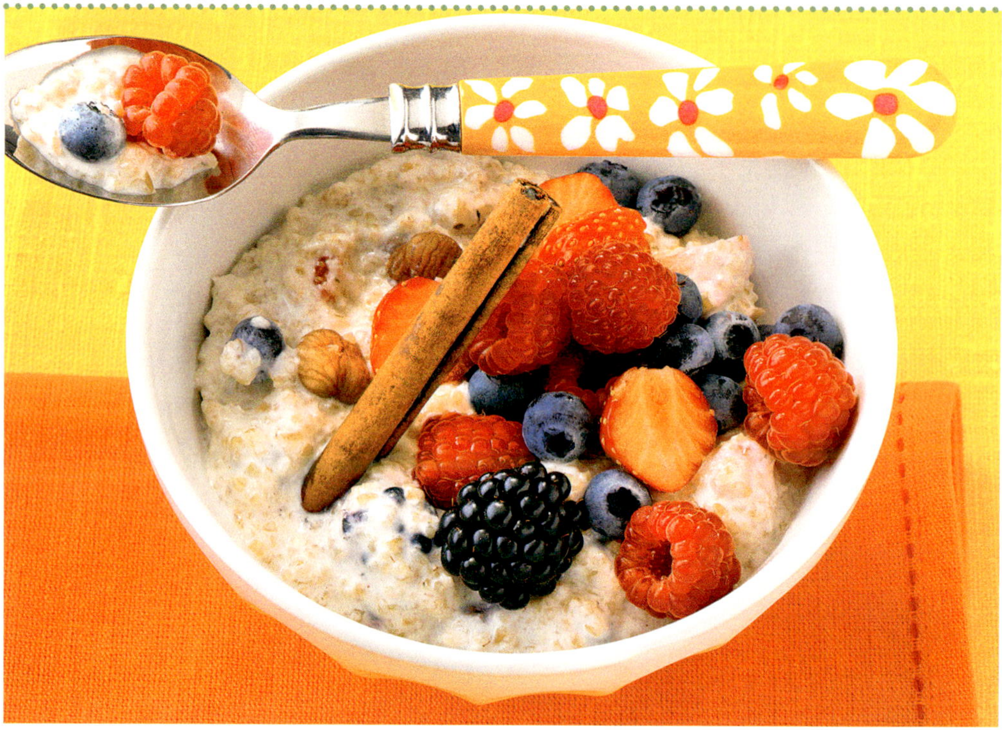

▶ fruchtig mit Biss

Beeren-Kruska (Foto)

Für 2 Personen:
2 EL Haselnusskerne
300 ml Milch
1 Zimtstange
1 Msp. Salz
1 TL abgeriebene unbehandelte Zitronenschale
50 g geschroteter Grünkern (Reformhaus oder Bioladen)
1–2 EL Honig
300 g gemischte frische Beeren
200 g Joghurt

Zubereitungszeit: ca. 10 Min.

1. Die Haselnüsse grob hacken. Die Milch in einen Topf gießen, Zimtstange, Salz, Zitronenschale, Haselnüsse und Grünkern dazugeben und aufkochen lassen. Bei schwacher Hitze ca. 5 Min. ziehen lassen, gelegentlich umrühren.

2. Den Topf vom Herd nehmen, den Honig unter die Mischung rühren und zugedeckt kalt werden lassen.

3. Die Beeren verlesen, vorsichtig waschen und abtropfen lassen. Die Kruska-Masse in eine Servierschale füllen, den Joghurt unterrühren und mit den Beeren bestreut servieren.

▶ mit nussigem Aroma

Müsli mit Bananenschaum

Für 2 Personen:
2 Bananen
200–300 ml fettarme Milch
1 Apfel
100 g Haferflocken
2 EL Kokosflocken
1 Prise Zimt

Zubereitungszeit: ca. 10 Min.

1. Die Bananen schälen, grob zerkleinern und in einen Mixbecher geben. Die Milch darüber gießen und zusammen schaumig aufmixen.

2. Den Apfel waschen, vierteln, das Kerngehäuse entfernen und das Fruchtfleisch in kleine Würfel schneiden.

3. Hafer- und Kokosflocken in einer beschichteten Pfanne ohne Fett ca. 5 Min. rösten, dabei gelegentlich umrühren. In eine Schüssel geben und mit Zimt bestäuben.

4. Die Apfelstückchen darüber verteilen und mit der Bananenmilch übergießen.

▶ frisch-würzig

Paprika-Quark-Schnitten

Für 2 Personen:
1 rote Paprikaschote
100 g Magerquark
1 EL Milch
Salz, weißer Pfeffer
1 Prise edelsüßes Paprikapulver
4 Scheiben Vollkornbrot
1 EL Butter (ca. 20 g)
2 EL Schnittlauchröllchen
2 EL Sonnenblumenkerne

Zubereitungszeit: ca. 7 Min.

1. Die Paprikaschote waschen, halbieren, die weißen Trennwände und Kerne entfernen und die Paprikahälften klein würfeln.

2. Von den Paprikawürfeln 1 EL beiseite stellen. Den Rest mit dem Magerquark und der Milch gut verrühren. Den Quark mit Salz, weißem Pfeffer und Paprikapulver würzen.

3. Die Vollkornbrote dünn mit Butter bestreichen. Den gewürzten Quark darauf streichen und mit Schnittlauch und Sonnenblumenkernen bestreut anrichten.

INFO

PAPRIKASCHOTEN

Sie sind wahre Vitamin-C-Bomben. Zusammen mit den Ballaststoffen aus dem Brot und dem Kalzium aus den Milchprodukten versorgen sie Sie bestens mit Nährstoffen. Damit starten Sie voller Energie in den Tag!

▶ kalzium- und ballaststoffreich

Pikantes Frühstücksbrötchen

Für 2 Personen:
2 Vollkornbrötchen
3 EL Hüttenkäse
4 Scheiben Käse (z. B. Emmentaler, Gouda oder Tilsiter)
½ Kästchen Kresse
1 Stück Salatgurke oder 1 kleine Tomate

Zubereitungszeit: ca. 3 Min.

1. Die Brötchen halbieren, jeweils die unteren Hälften mit dem Hüttenkäse bestreichen und mit 2 Scheiben Käse belegen.

2. Die Kresse abschneiden und darüber streuen. Die Gurke oder Tomate waschen und in Scheiben schneiden. Die Brötchen damit belegen und mit den obere Hälften abdecken. Wer mag, kann die Gurken- oder Tomatenscheiben auch dazu essen.

▶ fruchtig-frisch

Süßes Frühstücksbrötchen

Für 2 Personen:
2 Vollkornbrötchen, 1 EL Butter
3 EL Fruchtaufstrich (aus dem Glas; Reformhaus oder Bioladen)
1 Apfel

Zubereitungszeit: ca. 5 Min.

1. Die Brötchen halbieren und alle Hälften mit Butter und Fruchtaufstrich bestreichen.

2. Den Apfel waschen, halbieren und das Kerngehäuse entfernen. Die Apfelhälften in Scheiben schneiden und die Brötchenhälften damit belegen.

▶ fettarme Doppeldecker

Vollkorntoast mit Hähnchenbrust

Für 2 Personen:
4 Blätter Kopfsalat
2 mittelgroße Tomaten
ca. 250 g gegarte Hähnchenbrust
6 Scheiben Vollkorntoast
6 EL fettarmer Frischkäse
Salz, schwarzer Pfeffer

Zubereitungszeit: 10 Min.

1. Den Salat waschen, trockenschwenken und in ca. 1 cm breite Streifen schneiden. Die Tomaten waschen und in dünne Scheiben schneiden, die Stielansätze dabei entfernen. Das Hähnchenfleisch ebenfalls in Scheiben schneiden.

2. Die Toastbrote toasten oder im vorgeheizten Backofen von beiden Seiten goldbraun rösten. Anschließend die Rinden abschneiden. Jede Scheibe mit ca. 1 EL Frischkäse bestreichen.

3. 2 bestrichene Toastscheiben mit der Hälfte der Salatstreifen und dem Hähnchenfleisch belegen, mit Salz und Pfeffer würzen. Jeweils mit Toastscheiben abdecken. Diese mit dem restlichen Salat und den Tomatenscheiben belegen, salzen und pfeffern.

4. Die Doppeldecker mit den übrigen Toasts abdecken (bestrichene Seite nach innen) und leicht zusammendrücken. Diagonal in je zwei Dreiecke schneiden und servieren.

▶ Edles fürs Sonntagsfrühstück

Vollkornbrot mit Garnelen (Foto)

Für 2 Personen:
200 g geschälte gegarte Garnelen
1 EL Zitronensaft
Salz, schwarzer Pfeffer
½ Bund Dill
4 Scheiben Roggenvollkornbrot
100 g fettarmer Frischkäse

Zubereitungszeit: ca. 6 Min.

1. Die Garnelen in einem Sieb abtropfen lassen. In eine Schüssel geben, mit dem Zitronensaft, Salz und Pfeffer würzen und vermischen.

2. Den Dill waschen, trockenschütteln und fein schneiden. Unter die Garnelen mischen.

3. Die Brote mit dem Frischkäse bestreichen und die Dillgarnelen darauf verteilen.

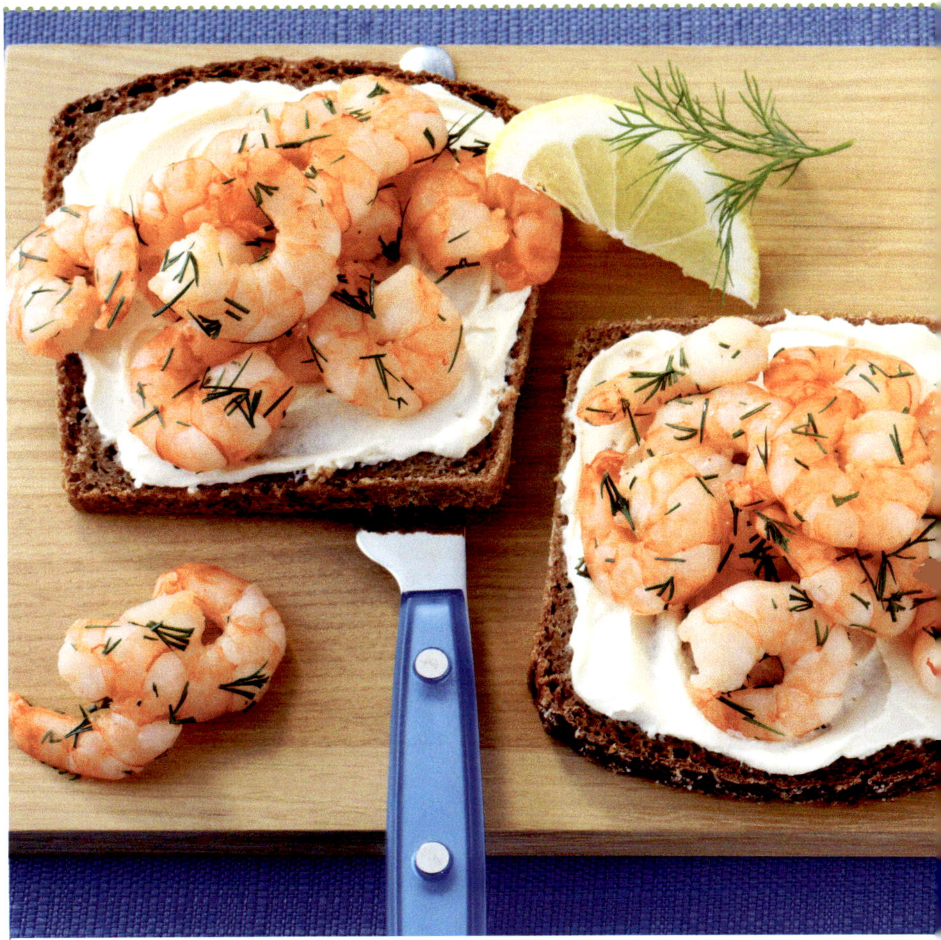

Saftige Garnelen auf Vollkornbrot – ein tolles eiweißreiches Frühstück für alle Meeresfrüchtefans.

INFO

EIER

Achten Sie bei Eierspeisen darauf, dass der Eiweißgehalt höher ist als der Eigelbgehalt – dann gibt es keine Probleme mit dem Cholesterinspiegel. Eigelbe also im Zweifelsfall lieber wegwerfen.

▶ saftig und zart

Rührei mit Tomate

Für 2 Personen:
2 Tomaten
2 Eier
2 Eiweiße
2 EL Milch
Salz, schwarzer Pfeffer
1 EL Butter
Tabasco (nach Belieben) oder 1 EL Schnittlauchröllchen

Zubereitungszeit: ca. 10 Min.

1. Die Tomaten mit kochendem Wasser überbrühen und häuten. Die Tomaten halbieren, entkernen und das Fruchtfleisch klein würfeln.

2. Die Eier mit den Eiweißen und der Milch mit einem Schneebesen verquirlen. Mit Salz und Pfeffer würzen.

3. Die Butter in einer beschichteten Pfanne erhitzen und die Tomaten darin leicht anbraten, bis der ausgetretene Saft nahezu verkocht ist. Die Eiermasse darüber gießen und unter gelegentlichem Rühren bei schwacher Hitze stocken lassen.

4. Das Rührei auf zwei Tellern anrichten und nach Belieben mit Tabasco würzen oder mit Schnittlauchröllchen bestreuen.

▶ frisch-würzig

Kräuter-Omelette

Für 2 Personen:
je einige Stiele Petersilie, Schnittlauch, Kerbel und Basilikum
2 Eier
4 Eiweiße
2 EL Milch
Salz, schwarzer Pfeffer
2 EL Butter
2 Scheiben Räucherlachs (nach Belieben)

Zubereitungszeit: ca. 10 Min.

1. Die Kräuter waschen und trockenschütteln, die Blättchen abzupfen und fein hacken.

2. Eier und Eiweiße mit der Milch mit einem Schneebesen verquirlen und mit Salz und Pfeffer würzen. Die gehackten Kräuter unter die Eiermasse ziehen.

3. Für jedes Omelette 1 EL Butter in einer beschichteten Pfanne erhitzen und die Hälfte der Ei-Kräuter-Masse hineingeben. Bei mittlerer Hitze stocken lassen. Das Omelette mit Hilfe eines Pfannenwenders umschlagen und auf einen Teller gleiten lassen.

4. Fürs Sonntagsomelette können Sie nach Belieben je 1 Scheibe Räucherlachs in das fertige Omelette einschlagen.

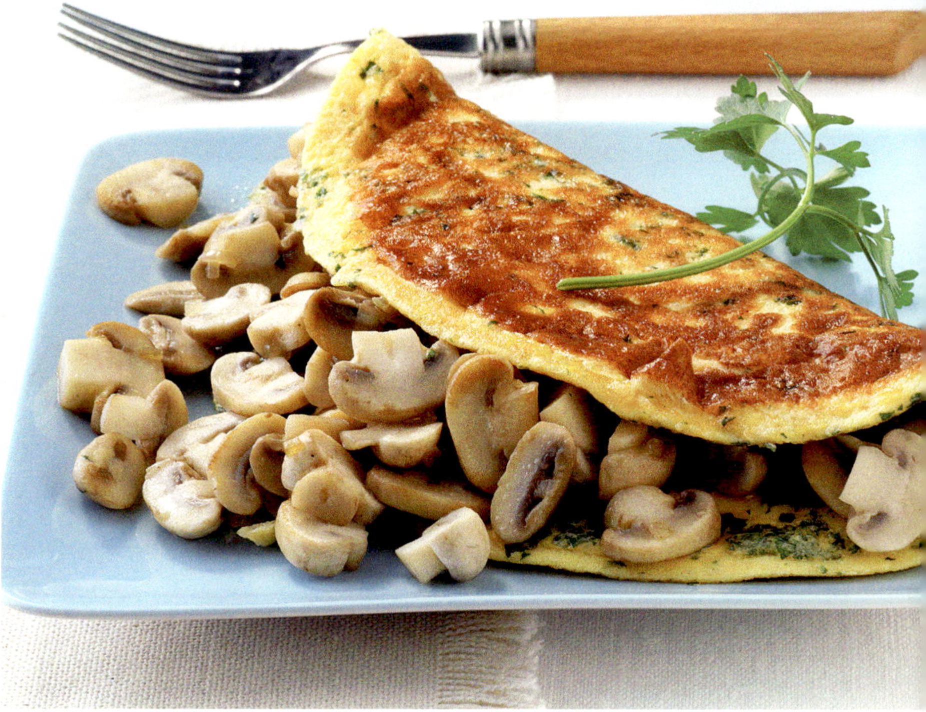

▶ für Pilzfans

Omelette mit Champignons (Foto)

Für 2 Personen:
250 g Champignons oder Egerlinge
1 kleine Schalotte
1 TL Sonnenblumenöl
Salz, schwarzer Pfeffer
1 Prise gemahlener Kardamom
3 Eier
2 EL Milch
½ Bund Petersilie
1 EL Butter

Zubereitungszeit: ca. 15 Min.

1. Die Champignons putzen, eventuell mit Küchenpapier abreiben und in Scheiben schneiden. (Die Pilze möglichst nicht waschen, weil sie sich sonst mit Wasser vollsaugen.) Die Schalotte schälen und fein würfeln.

2. Das Öl in einer Pfanne erhitzen und die Schalotte darin glasig anbraten. Die Champignons zugeben und 5 Min. mitdünsten. Mit Salz, Pfeffer und Kardamom würzen. Vom Herd nehmen und beiseite stellen.

3. Eier und Milch mit einem Schneebesen verquirlen, salzen und pfeffern. Die Petersilie waschen und trockenschütteln, die Blätter fein hacken und unterrühren.

4. Die Butter in einer beschichteten Pfanne erhitzen, die Eiermasse hineingeben und bei mittlerer Hitze ca. 5 Min. braten, bis die Unterseite goldbraun ist. Das Omelette auf eine vorgewärmte Platte gleiten lassen. Die Pilze auf einer Hälfte aufhäufen und die andere Omelettehälfte darüber schlagen.

Vitalstoffreiche Power-Drinks – Frühstück mal anders

Gehören Sie zu den Menschen, die morgens einfach nichts Festes runter bekommen? Für die Müsli, belegte Brötchen und Co. zum Frühstück so gar nichts Verlockendes an sich haben? Dann starten Sie doch mit einem dieser Power-Drinks in den Tag. Die rutschen leicht und spenden Energie pur!

▶ weckt die Lebensgeister

Joghurt-Drink mit Mango

Für 2 Personen:
2 kleine Bananen
1 reife Mango (ca. 300 g)
200 g fettarmer Naturjoghurt
200 ml fettarme Milch
2 Spritzer Zitronensaft

Zubereitungszeit: ca. 5 Min.

1. Die Bananen schälen, in Stücke schneiden und in den Mixer geben. Die Mango schälen, das Fruchtfleisch vom Stein und in Stücke schneiden und in den Mixer geben.

2. Den Joghurt und die Milch zum Obst in den Mixer geben und alles fein pürieren.

3. Den Joghurt-Drink mit Zitronensaft abschmecken, in zwei Gläser füllen und sofort servieren.

▶ pikanter Drink

Joghurt-Cocktail

Für 2 Personen:
½ Gärtnergurke
1 Tomate
150 g Magerjoghurt oder Kefir
3 EL Mineralwasser
Salz, Tabasco (nach Belieben)
2 frische Minzeblättchen

Zubereitungszeit: ca. 4 Min.

1. Die Gurke schälen, die Tomate waschen. Beides grob zerkleinern und zusammen mit dem Joghurt und dem Mineralwasser in den Mixer geben und fein pürieren.

2. Den Joghurt-Cocktail mit Salz und Tabasco abschmecken, in Gläser füllen und mit den Minzeblättchen garnieren.

▶ geht ruckzuck

Gemüsesaft-Cocktail

Für 2 Personen:
1 rote eingelegte Chilischote
1 Knoblauchzehe
300 ml Gemüsesaft (Fertigprodukt oder selbst gepresst)
2 EL Orangensaft
Salz
Tabasco (nach Belieben)

Zubereitungszeit: ca. 3 Min.

1. Von der Chilischote den Stiel entfernen und die Schote grob zerkleinern. Die Knoblauchzehe schälen und klein schneiden.

2. Chili und Knoblauch mit dem Gemüse- und dem Orangensaft im Mixer pürieren. In zwei Gläser gießen und nach Belieben mit Salz und Tabasco abschmecken.

▶ beerenstark

Frucht-Drink mit Haferflocken (Foto)

Für 2 Personen:
200 g Beeren nach Belieben (frisch oder TK)
400 ml Mager- oder Sojamilch
6 Walnusshälften
1 EL Haferflocken
1 TL Sonnenblumenkerne

Zubereitungszeit: ca. 3 Min.

1. Frische Beeren verlesen, bei Bedarf vorsichtig waschen und in einem Sieb abtropfen lassen. Tiefkühlbeeren aus der Packung nehmen und in einer Schüssel über Nacht im Kühlschrank auftauen lassen.

2. Die Beeren mit der Milch, den Walnüssen, Haferflocken und Sonnenblumenkernen in den Mixer geben und pürieren. Den Frucht-Drink in zwei Gläser füllen.

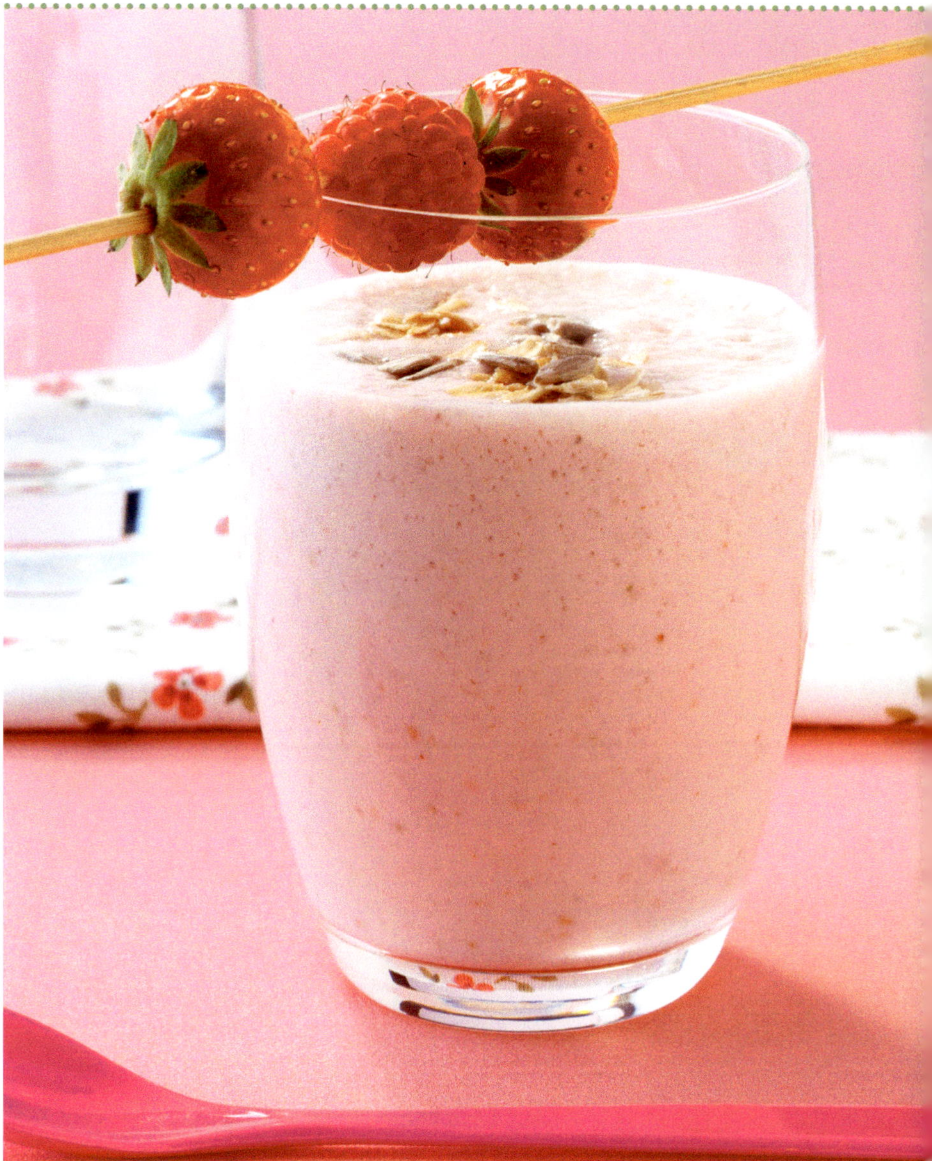

Mit diesem fruchtigen Drink wird jeder Morgenmuffel wach.

Aus der Food Box

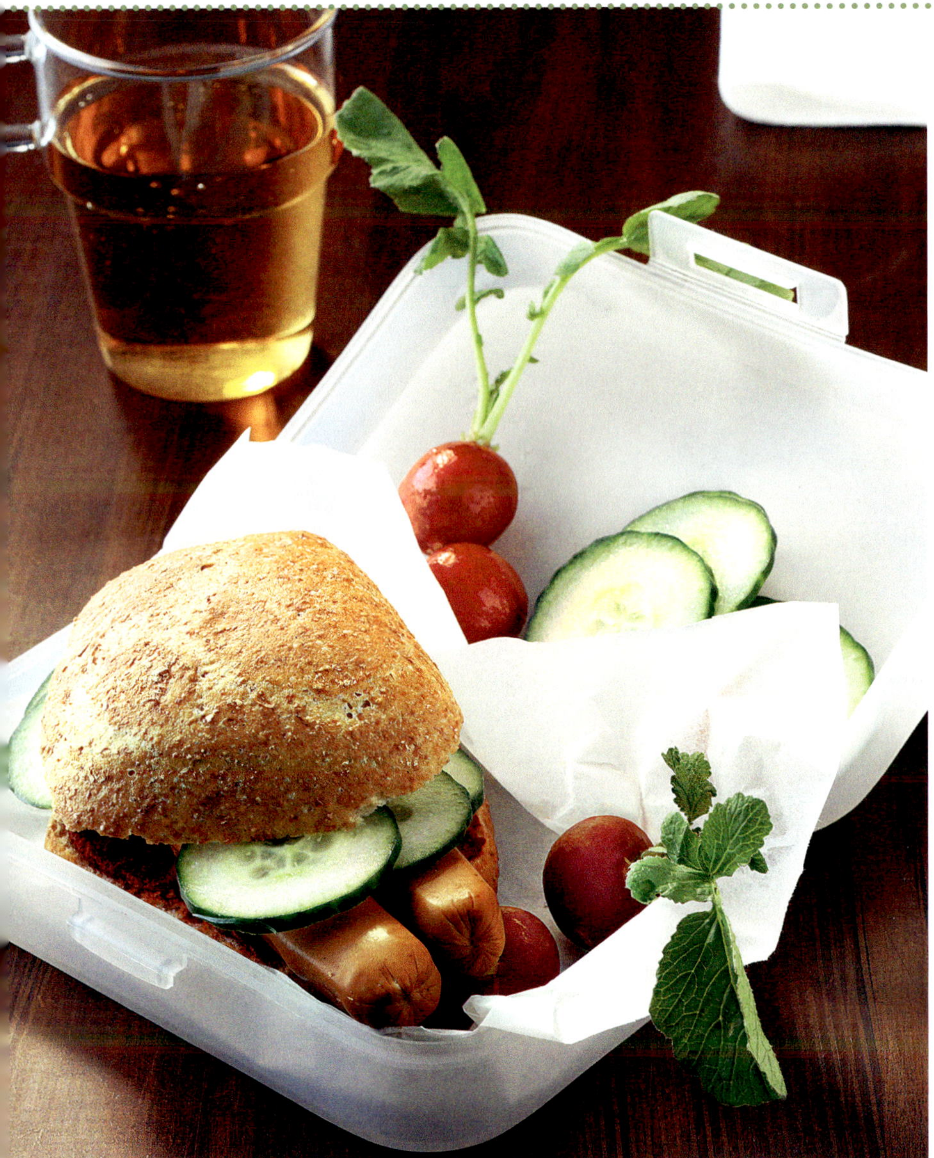

Der Hunger kann kommen – mit Ihrer Food Box sind Sie immer gut vorbereitet.

Mittagessen zum Mitnehmen – Gerichte aus der Food Box

Selbst gemachte Gerichte für unterwegs sind die gute Alternative, wenn Sie nicht in eine Kantine gehen wollen oder können und auch nicht dauernd im Restaurant essen möchten. Was Sie dafür benötigen, ist eine Food Box, in der Sie alle notwendigen Utensilien mit sich tragen: ein scharfes Messer, Gabel und Löffel, unbedingt ein Reisesalz und -pfeffer und natürlich Servietten. Hilfreich ist zudem eine kleine Plastikschüssel, in der Sie sich das eine oder andere anrühren können.

Obst und Gemüse, das Sie unterwegs in Geschäften und auf dem Markt kaufen, können Sie an Brunnen oder im Waschraum von Tankstellen waschen.

Finden Sie zu aufwändig? Mitnichten. Die Food Box macht Sie unabhängig. Sie können sich damit unterwegs jederzeit eine leckere Mahlzeit zubereiten, die Sie leistungsfähig und fit hält. Und vor allem abends nicht ausgehungert nach Hause kommen lässt.

Dazu finden Sie auf den nächsten Seiten eine Reihe von Rezeptvorschlägen, die Sie morgens zu Hause vorbereiten und einfach in Ihrer Food Box mitnehmen können.

Die Schnellen aus der Hand in den Mund

▶ fix unterwegs zubereitet

Tofu-Brötchen (Foto)

Für 1 Person:
1 kleine Gärtnergurke
5 Radieschen
1 Vollkornbrötchen
etwas Senf oder Tomatenmark aus der Tube
2 Tofu-Wiener oder 1 Tofu-Bratling (aus dem Reformhaus oder Bioladen)

Zubereitungszeit: ca. 5 Min.

1. Die Gurke waschen, nach Belieben schälen und in Scheiben schneiden. Die Radieschen waschen und putzen.

2. Das Vollkornbrötchen aufschneiden und mit etwas Senf oder Tomatenmark bestreichen. Die Tofu-Würstchen bzw. den Tofu-Bratling auf die untere Brötchenhälfte geben. Mit einigen Gurkenscheiben belegen und mit der oberen Brötchenhälfte abdecken. Radieschen und restliche Gurkenscheiben dazu knabbern.

▶ farbenfroh und lecker

Tunfischbrötchen

Für 1 Person:
1 rote oder gelbe Paprikaschote
2 Möhren
1 Vollkornbrötchen
1 EL Tunfisch-Paté (Fertigprodukt)

Zubereitungszeit: ca. 5 Min.

1. Die Paprikaschote waschen, halbieren, weiße Trennwände und Kerne entfernen und in Streifen schneiden. Die Möhren waschen und schaben oder schälen.

2. Das Vollkornbrötchen aufschneiden und beide Hälften mit Tunfisch-Paté bestreichen. Die untere Hälfte mit den Paprikastreifen belegen, mit der anderen Brötchenhälfte abdecken und leicht zusammendrücken.

3. In der Mittagspause das Tunfischbrötchen essen und die Möhren dazu knabbern.

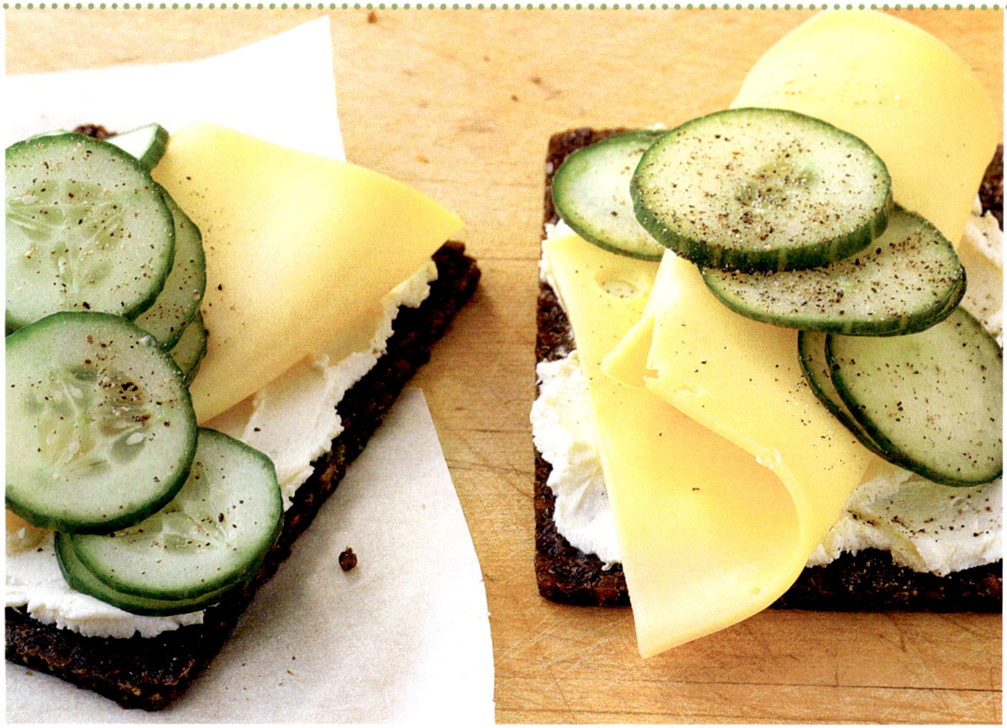

TIPP

GURKE

Salatgurken sind leicht und kalorienarm und schmecken superfrisch. Praktisch für unterwegs: kleine Gärtner- oder Minigurken, die Sie bei einer Mahlzeit aufessen.

Unterwegs gekauft, schnell zubereitet – Feines mit Hüttenkäse

▶ herzhaft

Käse-Pumpernickel (Foto)

Für 1 Person:
1 kleine Gärtnergurke
2 Scheiben Pumpernickel
100 g fettarmer Frischkäse
2 Scheiben Emmentaler oder Gouda
Salz, schwarzer Pfeffer

Zubereitungszeit: ca. 3 Min.

1. Die Gurke waschen, nach Belieben schälen und in Scheiben schneiden.

2. Die Pumpernickelscheiben mit dem Frischkäse bestreichen und den Käsescheiben belegen. Die Gurkenscheiben darauf legen und mit Salz und Pfeffer würzen.

▶ leicht und erfrischend

Gurkenbrötchen

Für 1 Person:
1 kleine Gärtnergurke
1 Vollkornbrötchen
200 g fettarmer Hüttenkäse
Salz, schwarzer Pfeffer

Zubereitungszeit: ca. 3 Min.

1. Die Gurke waschen, nach Belieben schälen und in Scheiben schneiden.

2. Das Vollkornbrötchen halbieren, beide Hälften mit dem Hüttenkäse bestreichen und mit Gurkenscheiben belegen. Mit Salz und Pfeffer würzen. Die restlichen Gurkenscheiben einfach dazu essen.

Variante: Statt der Gurke schmecken auch Tomaten zum Hüttenkäse: 1 große Tomate waschen, in Scheiben schneiden, auf die Brötchenhälften legen, salzen und pfeffern.

▶ frisch-würzig

Gefüllte Avocado

Für 1 Person:
1 reife Avocado
100 g Hüttenkäse
Salz, schwarzer Pfeffer

Zubereitungszeit: ca. 3 Min.

1. Die Avocado halbieren, die Hälften gegeneinander verdrehen und den Kern herauslösen. Eventuell mit etwas Zitronensaft beträufeln (siehe Info).

2. Den Hüttenkäse in die Kerneinbuchtungen füllen und mit Salz und Pfeffer würzen. Mit einem Teelöffel auslöffeln.

Variante: Sie können auch 1 Paprikaschote waschen, halbieren und putzen und die Hälften mit 200 g Hüttenkäse füllen. Etwas Kresse von einem Kästchen abschneiden und darüber streuen. Nach Belieben leicht salzen.

INFO

ZITRUSFRISCHE

Wer mag, beträufelt die Avocadohälften noch mit etwas Zitronensaft. Auch die Tunfischfüllung der Paprikaschote (Rezept Seite 48) schmeckt mit ein paar Tropfen Zitronensaft noch mal so gut. Wenn Sie Ihre Food Box kühl lagern können, sollten Sie ein Fläschchen Zitronensaft in Ihr Food Box-Equipment aufnehmen.

TIPP

TUNFISCH

Kaufen Sie sich für unterwegs kleine Dosen, die sich mittels einer Metalllasche öffnen lassen. Funktioniert ohne Dosenöffner und die Finger bleiben sauber!

TIPP

KNUSPERTOAST

Wer im Büro keinen Toaster hat, kann die Vollkorntoasts auch ungetoastet essen oder sich die Avocado-Puten-Sandwiches bereits zu Hause zubereiten und in Folie gewickelt in der Food Box mitbringen.

▶ unterwegs schnell gemacht

Paprika mit Tunfisch

Für 1 Person:
1 rote Paprikaschote
2 Möhren
Tunfisch aus der Dose (100 g)
etwas fettarmer Hüttenkäse

Zubereitungszeit: ca. 5 Min.

1. Die Paprikaschote waschen, halbieren und die weißen Trennwände und Kerne entfernen. Die Möhren putzen und waschen.

2. Den Tunfisch in die Paprikahälften füllen und den Hüttenkäse darauf setzen.

3. Einfach reinbeißen (Serviette darunter halten) und die Möhren dazu knabbern.

▶ unterwegs schnell gemacht

Paprika mit Käsecreme

Für 1 Person:
1 rote Paprikaschote
100 g Magerquark
50 g Emmentaler
Salz, schwarzer Pfeffer
etwas Kresse (nach Belieben)

Zubereitungszeit: ca. 5 Min.

1. Die Paprikaschote waschen, halbieren und die weißen Trennwände und Kerne entfernen.

2. Den Magerquark in Ihr Food Box-Schüsselchen geben. Den Emmentaler sehr klein würfeln und unterrühren. Die Creme mit Salz und Pfeffer würzen.

3. Die Paprikahälften mit der Käsecreme füllen. Wer möchte, kann noch etwas Kresse obenauf streuen.

▶ Pikantes fürs Büro

Avocado-Puten-Sandwich

Für 1 Person:
1 reife Avocado
Saft von ½ Zitrone
Chilipulver, Pfeffer
4 Scheiben Vollkorntoast
200 g Putenbrustaufschnitt
2 EL fettarmer Frischkäse
1 EL Olivenöl
Salz
edelsüßes Paprikapulver

Zubereitungszeit: 12 Min.

1. Die Avocado halbieren, den Stein herausdrehen und die Hälften schälen. Das Fruchtfleisch in ein Schüsselchen geben und mit dem Zitronensaft und je 1 Prise Chilipulver und Pfeffer mit einer Gabel zerdrücken.

2. Die Vollkorntoasts toasten und leicht abkühlen lassen. 2 Toastscheiben mit der Avocadocreme bestreichen und mit der Putenbrust belegen.

3. Den Frischkäse mit dem Olivenöl und 1 Prise Salz glatt verrühren und mit 1 Prise Paprikapulver würzen. Die übrigen Toastscheiben damit bestreichen und auf die Avocado-Puten-Brote legen (bestrichene Seite nach innen). Die Sandwiches leicht zusammendrücken und reinbeißen.

▶ Pikantes fürs Büro

Paprika mit Schafkäse (Foto)

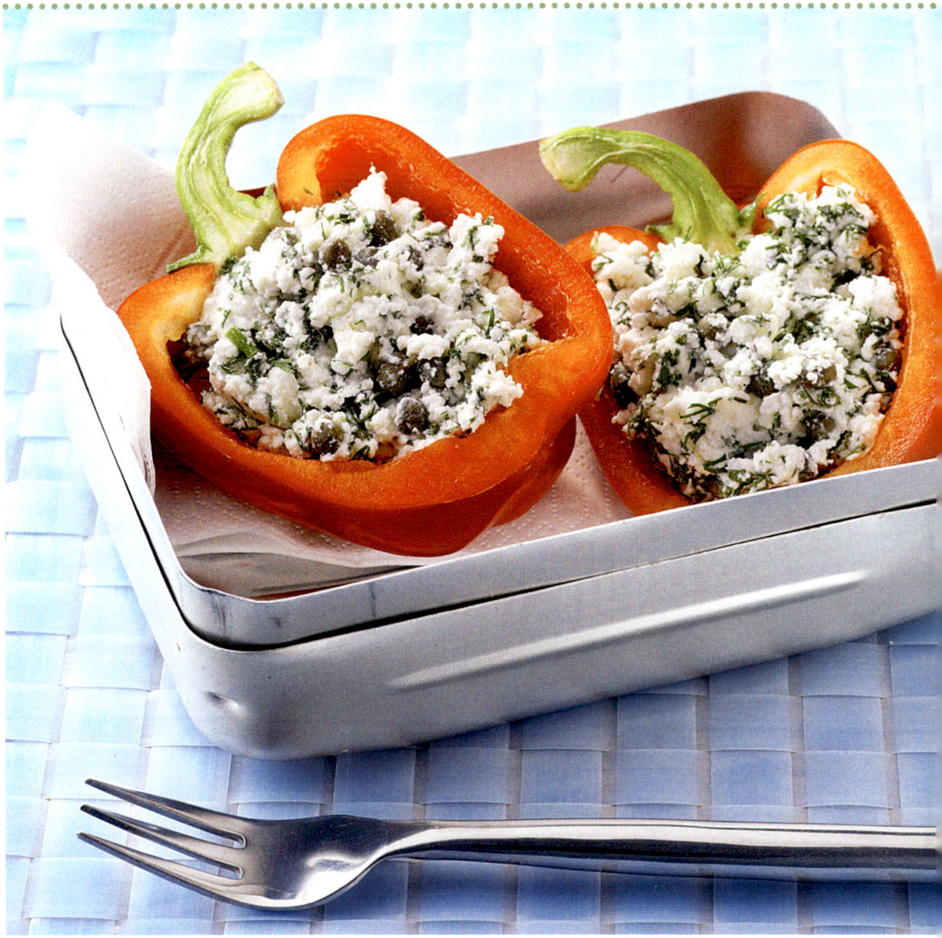

Für 1 Person:
1 rote Paprikaschote
80 g Schafkäse
1 EL Milch
1 kleines Bund Dill
1 EL Kapern (aus dem Glas)
Salz, schwarzer Pfeffer

Zubereitungszeit: ca. 6 Min.

1. Die Paprikaschote waschen, halbieren und die weißen Trennwände und Kerne entfernen.

2. Den Schafkäse in Ihr Food Box-Schüsselchen geben, mit einer Gabel fein zerdrücken und die Milch unterrühren.

3. Den Dill waschen, trockenschütteln und fein schneiden. Die Kapern abtropfen lassen, mit dem Dill unter die Schafkäsemischung heben und mit Salz und Pfeffer pikant abschmecken. In die Paprikahälften zu füllen.

Knackiges Gemüse mit Quark-Dip – immer eine gute Wahl

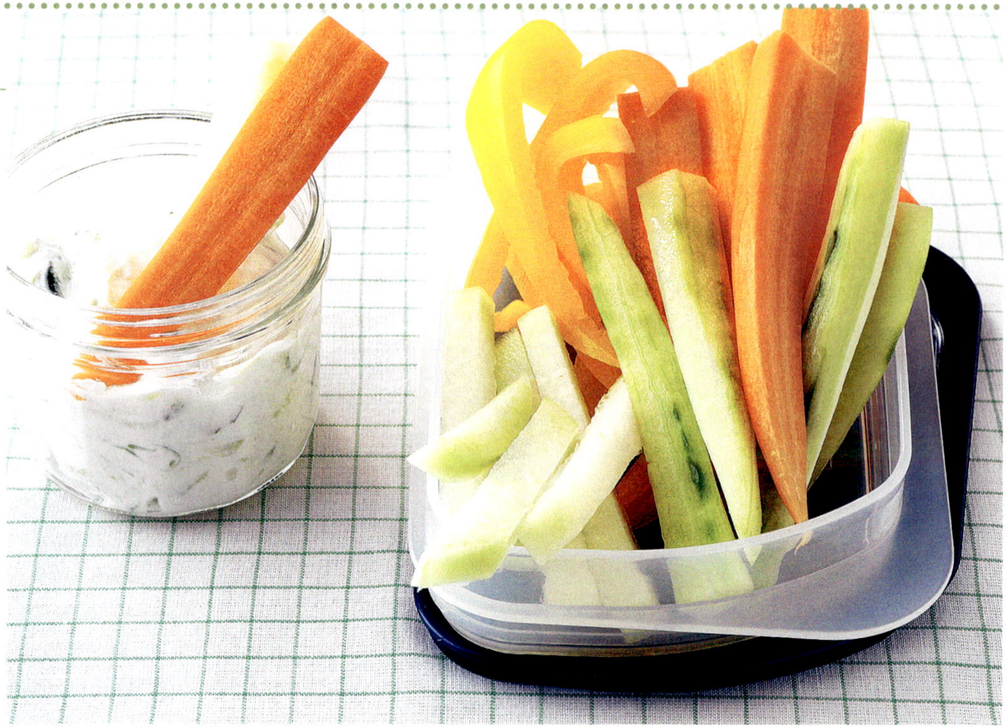

▶ morgens fix vorbereitet

Rohkost mit Dip (Foto)

Für 1 Person:
Gemüse nach Wahl (z.B. Kohlrabi, Salatgurke, Paprikaschoten, Möhren)
100 g Magerquark
1 TL Olivenöl
Salz, schwarzer Pfeffer
1 Prise getrockneter Oregano
etwas Mineralwasser (nach Belieben)
1 Stück Salatgurke (nach Belieben)

Zubereitungszeit: ca. 10 Min.

1. Das Gemüse waschen, putzen, eventuell schälen und in Streifen schneiden. In die Food Box geben.

2. Den Quark mit dem Olivenöl und den Gewürzen glatt anrühren und nach Belieben mit einem Schuss Mineralwasser cremig rühren. Oder die Gurke waschen oder schälen, grob dazuraspeln und unterrühren.

3. Den Quark-Dip in eine gut verschließbare Schüssel geben. Wenn der Hunger kommt, die Gemüsestreifen in den Quark eindippen.

Zu Hause vorbereiten, unterwegs genießen.

▶ morgens fix vorbereitet

Pikantes Eibrot

Für 1 Person:
2 Eier
1 Frühlingszwiebel
3 eingelegte Sardellenfilets
2 EL Hüttenkäse
etwas Zitronensaft
Salz, schwarzer Pfeffer
1 Vollkornbrötchen oder 1 Scheibe Vollkornbrot

Zubereitungszeit: ca. 20 Min., mit bereits hart gekochten Eiern ca. 5 Min.

1. Die Eier hart kochen (siehe Tipp), etwas abkühlen lassen, pellen und klein würfeln.

2. Inzwischen die Frühlingszwiebel putzen, waschen und klein schneiden. Die Sardellenfilets ebenfalls klein schneiden.

3. Frühlingszwiebel, Sardellen und Hüttenkäse vermischen und mit Zitronensaft, Salz und Pfeffer abschmecken. Die Eierwürfel unterziehen und in eine verschließbare Schüssel füllen. Wenn der Hunger kommt, das Vollkornbrötchen oder -brot mit der Eier-Sardellen-Masse bestreichen.

▶ morgens fix vorbereitet

Gewürzter Ziegenfrischkäse

Für 1 Person:
100 g Ziegenfrischkäse
1 TL Olivenöl
etwas Mineralwasser (nach Belieben)
Salz, schwarzer Pfeffer
1 Prise getrockneter Oregano
einige schwarze, entsteinte Oliven
1 Scheibe Vollkornbrot
1 Tomate

Zubereitungszeit: ca. 5 Min.

1. Den Ziegenfrischkäse mit dem Olivenöl und nach Belieben einem Schuss Mineralwasser glatt verrühren. Mit Salz, Pfeffer und Oregano würzen.

2. Die Oliven klein würfeln, unter die Ziegenfrischkäsecreme rühren und in eine dicht verschließbare Schüssel füllen. Die Tomate waschen und mit in die Food Box geben.

3. Wenn der Hunger kommt, die Tomate in Scheiben schneiden. Das Vollkornbrot mit der Ziegenfrischkäsecreme bestreichen und mit der Tomate verzehren.

TIPP

HARTE EIER

Die Eier für das **Pikante Eibrot** können Sie schon am Vorabend kochen: In kaltes Wasser legen, zum Kochen bringen und ca. 10 Min. hart kochen. Herausnehmen, kalt abschrecken und abkühlen lassen. Über Nacht in den Kühlschrank geben.

▶ deftig

Hessisches Käsebrot

Für 1 Person:
3 Radieschen
½ rote Zwiebel
1 EL Rapsöl
1 TL Weißweinessig
Salz, schwarzer Pfeffer
100 g Harzer Käse
1 Scheibe Vollkornbrot

Zubereitungszeit: ca. 6 Min.

1. Die Radieschen putzen, waschen und in dünne Scheiben schneiden. Die Zwiebelhälfte schälen und fein würfeln. Beides in eine Schüssel geben und mit Öl, Essig, Salz und Pfeffer anrühren.

2. Den Harzer Käse in Scheiben schneiden, in eine gut verschließbare Schüssel geben und mit der Marinade übergießen.

3. Wenn der Hunger kommt, das Vollkornbrot mit dem marinierten Käse belegen oder das Brot einfach dazu essen.

Variante: Harzer Käse ist ein sehr bekömmlicher Weichkäse. Die Kombination mit der säuerlich-scharfen Marinade ist etwas ganz typisch Hessisches. Wer keinen Harzer Käse mag, kann ihn z. B. auch gut durch fettarmen Camembert ersetzen.

▶ frisch und leicht

Puten-Sandwich

Für 1 Person:
2 Blätter Eisbergsalat
1 kleine Tomate
1 hart gekochtes Ei
2 EL fettarmer Frischkäse
1 EL körniger Frischkäse
Salz, schwarzer Pfeffer
3 Scheiben Vollkornbrot
100 g dünn geschnittene gegarte Putenbrust

Zubereitungszeit: ca. 10 Min.

1. Die Salatblätter waschen, trockenschwenken und in Streifen schneiden. Die Tomate waschen und in dünne Scheiben schneiden. Das Ei pellen und durch einen Eierschneider drücken.

2. Den Frischkäse mit dem Hüttenkäse verrühren und die Salatstreifen untermischen. Mit Salz und Pfeffer abschmecken.

3. Die Hälfte der Salatmischung auf 1 Brotscheibe verteilen. Die Hälfte der Putenbrust darauf geben und mit Tomaten- und Eischeiben belegen. Mit Salz und Pfeffer bestreuen.

4. Die zweite Brotscheibe darauf setzen, genauso belegen und mit der übrigen Brotscheibe abdecken. Das Sandwich leicht zusammendrücken, diagonal durchschneiden und die Dreiecke und mit Zahnstochern fixieren. In die Food Box packen und mit zur Arbeit nehmen.

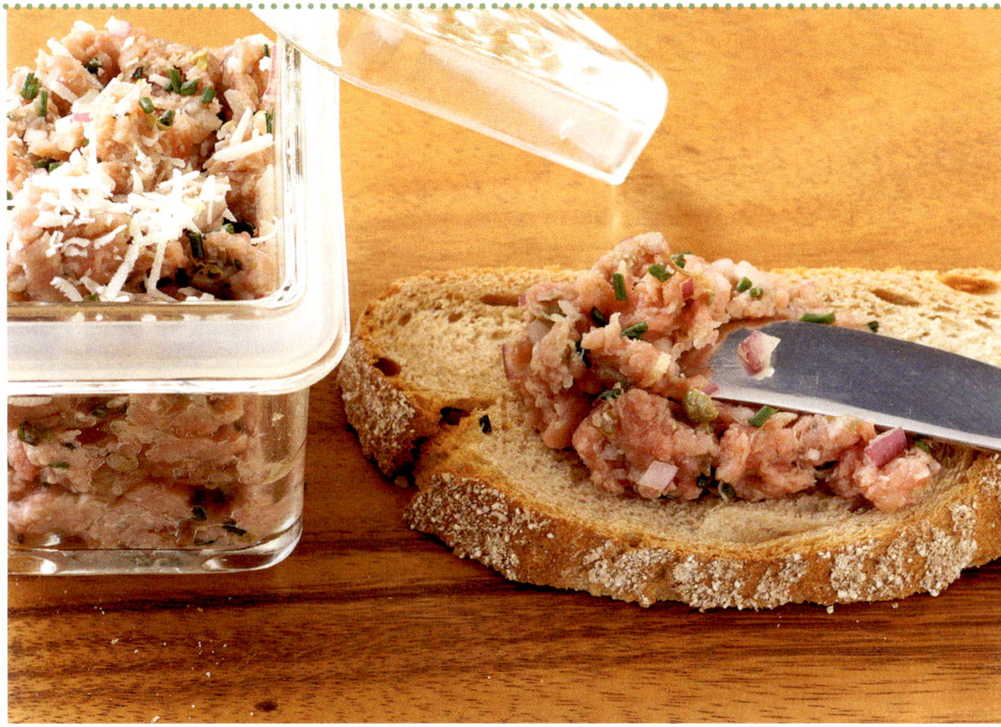

Würzig angemachtes Filettatar – etwas für Feinschmecker

▶ Kühlmöglichkeit erforderlich

Tatarbrot (Foto)

Für 1 Person:
½ rote Zwiebel
1 EL Kapern (aus dem Glas)
¼ Bund Schnittlauch
½ Zitrone
1 EL Olivenöl
Salz, schwarzer Pfeffer
100 g Filettatar (auf dem Weg zur Arbeit frisch beim Metzger besorgen)
1 TL geriebener Parmesan
1 Scheibe Vollkornbrot

Zubereitungszeit: ca. 6 Min.

1. Die Zwiebel schälen und fein würfeln. Die Kapern abtropfen lassen und klein schneiden. Den Schnittlauch waschen, trockenschütteln und in feine Röllchen schneiden. Alles in eine verschließbare Schüssel füllen.

2. Die Zitrone heiß abwaschen, abtrocknen und etwas Schale abreiben, den Saft auspressen. Beides mit dem Öl untermischen, die Schüssel verschließen und mitnehmen.

3. Das Tatar in die Schüssel geben, salzen und pfeffern und gut vermischen. Den Parmesan darüber streuen. Das Tatar bis zum Verzehr in den Kühlschrank stellen. Wenn der Hunger kommt, das Vollkornbrot damit bestreichen.

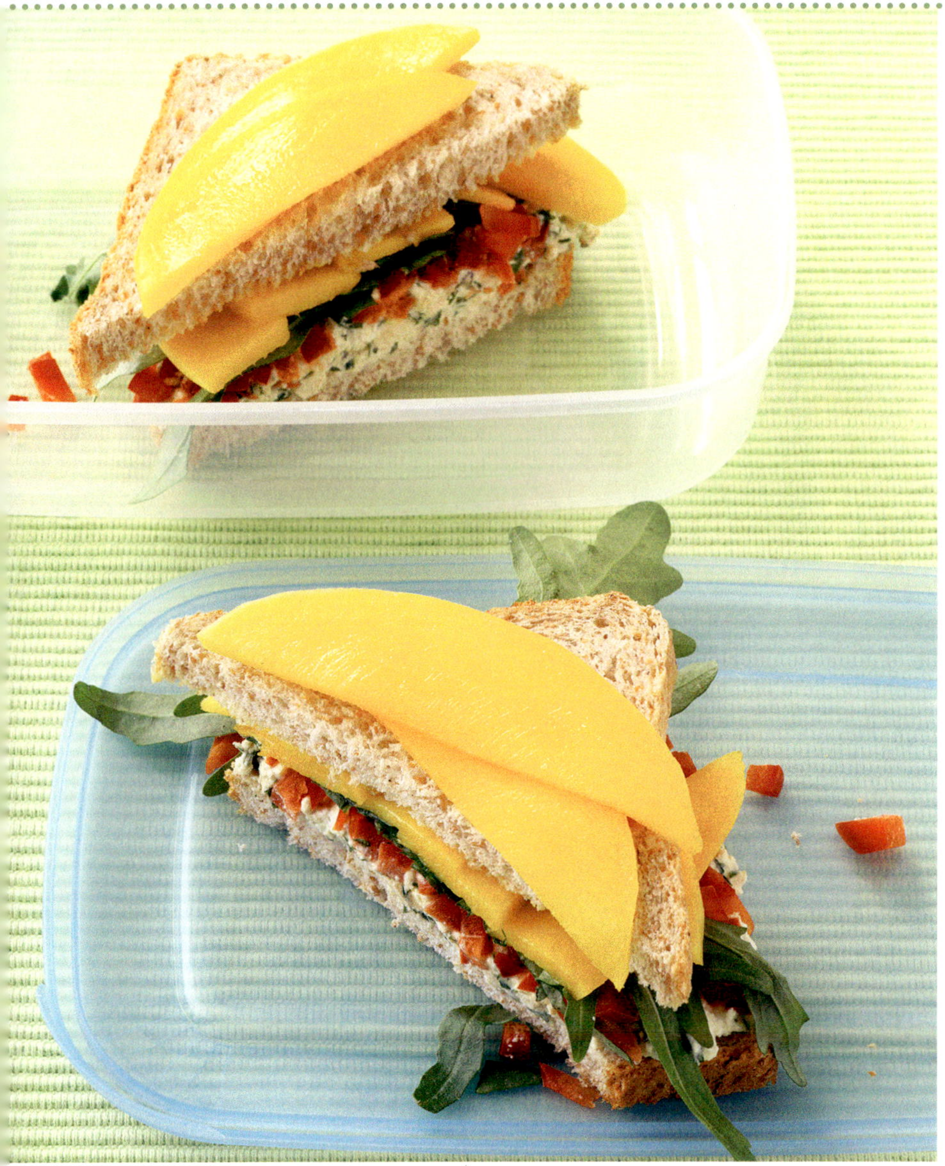

Saftige Mango gibt dem Sandwich den entscheidenden Frische-Kick.

Hier ist die morgendliche Vorbereitung zum Teil ein klein wenig aufwändiger. Aber es lohnt sich, versprochen! Packen Sie alles in Ihre Food Box und verzehren Sie es mittags, wenn der Hunger kommt, mit Genuss.

▶ fruchtig

Veggi-Sandwich mit Mango (Foto)

Für 1 Person:
½ reife Mango (siehe Tipp, Seite 55)
einige Stiele frisches Koriandergrün
½ rote Paprikaschote
30 g Rucola
30 g Tofu , 1 EL fettarmer Frischkäse
1 Spritzer Tabasco
Salz, schwarzer Pfeffer
2 Scheiben Vollkorntoast

Zubereitungszeit: ca. 10 Min.

1. Die Mango schälen und in feine Spalten schneiden. Das Koriandergrün waschen, trockenschütteln und sehr fein schneiden. Die Paprikaschotenhälfte waschen, weiße Trennwände und Kerne entfernen und das Fruchtfleisch klein würfeln. Die Rucola waschen, trockenschütteln und grob hacken, dicke Stiele dabei entfernen.

2. Tofu und Frischkäse mit einer Gabel zerdrücken und glatt verrühren. Mit Tabasco, Salz und Pfeffer würzen und das gehackte Koriandergrün untermischen.

3. 1 Scheibe Vollkorntoast mit der Tofucreme bestreichen. Mangospalten, Rucola und Paprikastreifen darauf legen und mit der zweiten Toastscheibe abdecken. Zusammendrücken, in Klarsichtfolie einwickeln und in der Food Box mitnehmen.

▶ für Fischfans

Tunfisch-Sandwich

Für 1 Person:
½ Dose Tunfisch im eigenen Saft (75 g)
2 knackige Salatblätter
1 kleine Tomate
1 kleine Stange Staudensellerie
1 EL fettarmer Frischkäse
1 TL Zitronensaft
Salz, schwarzer Pfeffer
2 Scheiben helles Mehrkornbrot

Zubereitungszeit: ca. 6 Min.

1. Den Tunfisch in ein Sieb geben, abtropfen lassen und mit einer Gabel zerpflücken. Die Salatblätter waschen und trockentupfen. Die Tomate waschen, halbieren, entkernen und in kleine Würfel schneiden. Die Selleriestange waschen, putzen und sehr fein würfeln.

2. Den Frischkäse mit dem Zitronensaft verrühren. Tunfisch, Tomaten- und Selleriewürfelchen untermengen und mit Salz und Pfeffer würzen.

3. Die Brote nach Belieben toasten. 1 Scheibe mit dem Salat belegen, die Tunfisch-Gemüse-Mischung darauf verteilen und mit der anderen Brotscheibe abdecken. Gut zusammendrücken, diagonal halbieren, in Klarsichtfolie wickeln und in die Food Box geben.

▶ würzig

Griechisches Brötchen

Für 1 Person:
1 Stück Salatgurke
1 kleine Tomate
40 g Schafkäse (Feta)
3 Oliven (ohne Stein)
1 großes Vollkornbrötchen (60 g)
1 Prise getrockneter Oregano
schwarzer Pfeffer

Zubereitungszeit: ca. 5 Min.

1. Salatgurke und Tomate waschen und in Scheiben schneiden. Den Schafkäse und die Oliven in Scheiben schneiden.

2. Das Brötchen halbieren und mit den Gurken-, Tomaten-, Fetakäse- und Olivenscheiben schuppenartig belegen. Mit dem Oregano bestreuen und mit Pfeffer würzen.

3. Das Brötchen fest zusammendrücken, in Frischhaltefolie wickeln und in die Food Box legen. Wer mag, kann noch weitere Gurken- und Tomatenscheiben einpacken und zu dem Griechischen Brötchen essen.

TIPP

MANGO FRISCH HALTEN

Decken sie die Schnittfläche der übrigen Mangohälfte mit Klarsichtfolie ab und geben Sie sie in den Kühlschrank. Sie können sie z. B. am nächsten Morgen für den Joghurt-Drink mit Mango (Seite 42) verwenden.

▶ saftig

Omelette-Sandwich

Für 1 Person:
½ Zucchino
1 Frühlingszwiebel
1 EL Olivenöl
2 Eier
Salz, schwarzer Pfeffer
3 Stiele Kerbel
2 Scheiben Vollkornbrot
1 EL fettarmer Frischkäse

Zubereitungszeit: ca. 20 Min.

1. Den Zucchino waschen und in dünne Scheiben schneiden. Die Frühlingszwiebel putzen, waschen und klein schneiden.

2. Das Öl in einer kleinen, beschichteten Pfanne erhitzen. Zucchino und Frühlingszwiebel darin ca. 4 Min. unter Rühren andünsten.

3. Inzwischen die Eier in eine Schüssel schlagen und mit Salz und Pfeffer verquirlen. Über das Gemüse gießen und bei schwacher Hitze in ca. 5 Min. stocken lassen. Das Omelett auf einen Teller gleiten lassen, auskühlen lassen und halbieren.

4. Den Kerbel waschen, trockenschütteln und fein hacken. Die Vollkornbrote mit dem Frischkäse bestreichen und mit den Omelettehälften belegen. Mit dem Kerbel bestreuen und die beiden Scheiben zusammenklappen.

▶ Klassiker

Kräuterquarkbrötchen

Für 1 Person:
je ¼ Bund Petersilie und Schnittlauch
je 1 Prise getrockneter Thymian, Majoran und Oregano
1 EL Distelöl
Salz, schwarzer Pfeffer
150 g Magerquark
1 EL Milch
etwas Zitronensaft
1 Vollkornbrötchen

Zubereitungszeit: ca. 6 Min.

1. Die frischen Kräuter waschen, trockenschütteln und klein schneiden. Mit den getrockneten Kräutern und dem Distelöl vermischen und mit wenig Salz und Pfeffer würzen.

2. Den Quark mit der Milch glatt verrühren, die Kräutermischung untermengen und mit Salz, Pfeffer und Zitronensaft abschmecken. In eine verschließbare Schüssel füllen und mitnehmen.

3. Wenn der Hunger kommt, das Vollkornbrötchen aufschneiden und mit dem Kräuterquark bestreichen.

Variante: Sie können auch Hüttenkäse auf diese Weise mit Kräutern und Distelöl anmachen und ein Vollkornbrot oder -brötchen damit bestreichen.

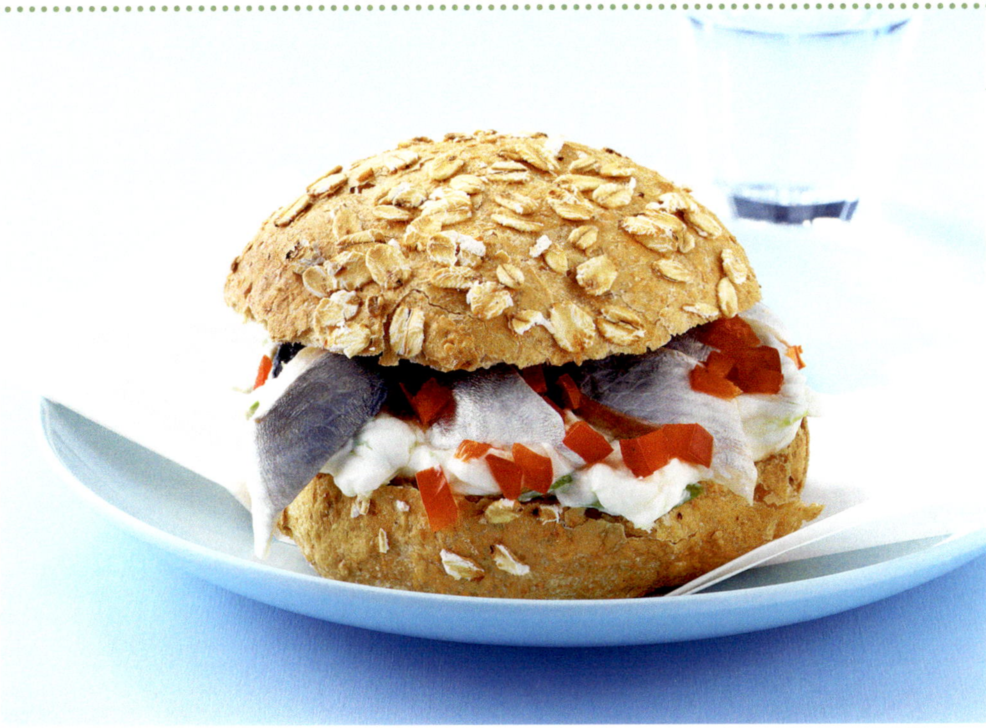

Schmeckt nicht nur freitags: ein herzhaftes Fischbrötchen.

▶ herzhaft

Paprika-Fisch-Brötchen (Foto)

Für 1 Person:
1 rote Paprikaschote
1 Frühlingszwiebel
1 Heringsfilet (aus dem Glas)
2 EL fettarmer Frischkäse
1 TL Zitronensaft
Salz, schwarzer Pfeffer
1 Vollkornbrötchen

Zubereitungszeit: ca. 6 Min.

1. Die Paprikaschote waschen, halbieren, putzen und klein würfeln. Die Frühlingszwiebel putzen, waschen und klein schneiden. Das Heringsfilet abtropfen lassen und ebenfalls klein schneiden.

2. Den Frischkäse mit der klein geschnittenen Frühlingszwiebel verrühren und mit Zitronensaft, Salz und Pfeffer würzen.

3. Das Brötchen halbieren. Eine Hälfte mit dem Frischkäse bestreichen, auf der anderen Hälfte die Heringsstückchen und Paprikawürfelchen verteilen. Zusammenklappen, in Klarsichtfolie wickeln und in die Food Box geben.

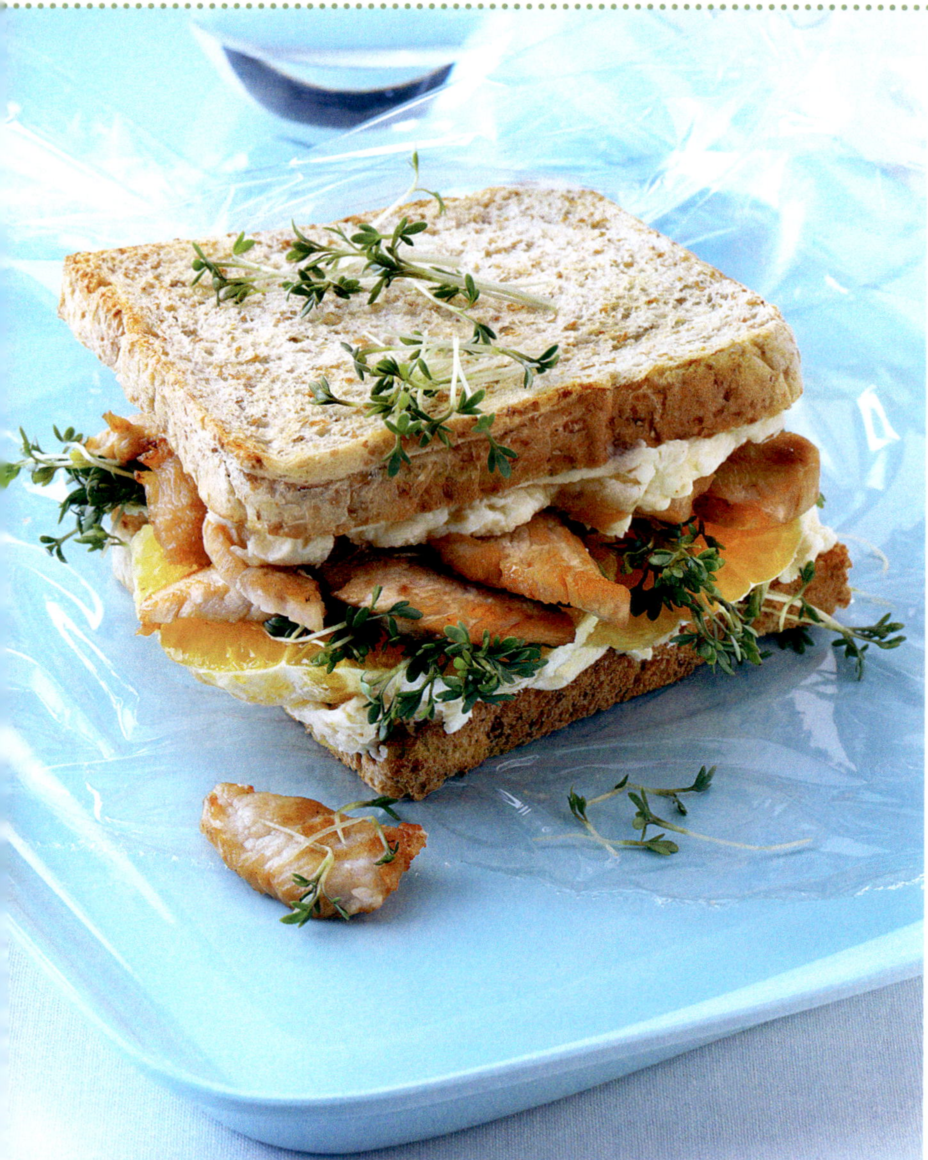

Wer käme bei diesem Sandwich auf die Idee, dass Sie Diät halten?

▶ fruchtig

Putentoast mit Mangochutney (Foto)

Für 1 Person:
½ Orange
1 Kästchen Kresse
100 g Putenbrust
schwarzer Pfeffer
Sojasauce (nach Belieben)
2 EL Öl
1 EL Mangochutney (aus dem Glas)
2 EL fettarmer Frischkäse
2 Scheiben Vollkorntoast

Zubereitungszeit : ca. 15 Min.

1. Die Orangenhälfte schälen, das Fruchtfleisch in Scheiben schneiden und abtropfen lassen. Die Kresse abschneiden.

2. Das Putenfleisch kalt abwaschen, trockentupfen und in sehr schmale Streifen schneiden. Mit Pfeffer und nach Belieben etwas Sojasauce würzen. Das Öl in einer Pfanne erhitzen, die Putenstreifen darin von allen Seiten scharf anbraten und 2–3 Min. unter Rühren braten.

3. Das Mangochutney mit 1 EL Frischkäse verrühren. Die Vollkorntoasts toasten, etwas abkühlen lassen. 1 Scheibe mit dem restlichen Frischkäse bestreichen, mit den Orangenscheiben und der Kresse belegen.

4. Die Putenstreifen darauf geben, die Mangochutneycreme darüber verteilen und mit der

übrigen Toastscheibe abdecken. In Klarsichtfolie wickeln und in die Food Box geben.

Variante: Wer mag, brät mit den Putenstreifen 50 g geraspelte Zucchini und/oder Möhren an.

4. Wenn der Hunger kommt, die Brote auf einen Teller geben. Mit etwas Tofumischung bestreichen und mit dem Feldsalat belegen. Darauf die restliche Tofumischung verteilen und den Mais darüber streuen.

▶ vegetarisch

Tofu-Schmankerl

Für 1 Person
½ Bund Schnittlauch
50 g Feldsalat
½ süßer Apfel
1 EL Zitronensaft
100 g Tofu
50 g Naturjoghurt
Salz, schwarzer Pfeffer
100 g Gemüsemais (aus der Dose)
2 Scheiben Vollkornbrot

Zubereitungszeit: ca. 10 Min.

1. Den Schnittlauch waschen, trockenschütteln und in Röllchen schneiden. Den Feldsalat putzen, gründlich waschen, in einem Sieb gut abtropfen lassen und kleiner zupfen.

2. Die Apfelhälfte schälen, das Kerngehäuse entfernen und das Fruchtfleisch in feine Streifen schneiden. Mit dem Zitronensaft beträufeln.

3. Den Tofu klein würfeln und mit Joghurt, Apfel und Schnittlauch verrühren. Mit Salz und Pfeffer würzen. In eine verschließbare Schüssel füllen. Salat, Mais und Brot mitnehmen.

▶ mit feiner Schärfe

Roastbeef-Sandwich

Für 1 Person:
2 Blätter Eisbergsalat
2 EL körniger Frischkäse
2 Scheiben Vollkornbrot
1 TL Butter
Salz, schwarzer Pfeffer
4 dünne Scheiben Roastbeef
50 g Cornichons (aus dem Glas)
1 TL Meerrettich (aus dem Glas)

Zubereitungszeit: ca. 5 Min.

1. Den Salat waschen, trockenschwenken und in sehr feine Streifen schneiden. Die Salatstreifen locker mit dem Frischkäse vermischen und mit Salz und Pfeffer würzen.

2. Die Vollkornbrote sehr dünn mit Butter bestreichen. Die Salatmischung auf 1 Scheibe verteilen und das Roastbeef darauf legen. Die Cornichons halbieren und obenauf legen.

3. Den Meerrettich über die Cornichons verteilen. Mit dem übrigen Brot abdecken und fest zusammendrücken. In Klarsichtfolie wickeln und in die Food Box geben.

Linsen sind eiweiß- und ballaststoffreich und damit ein äußerst gesunder Genuss.

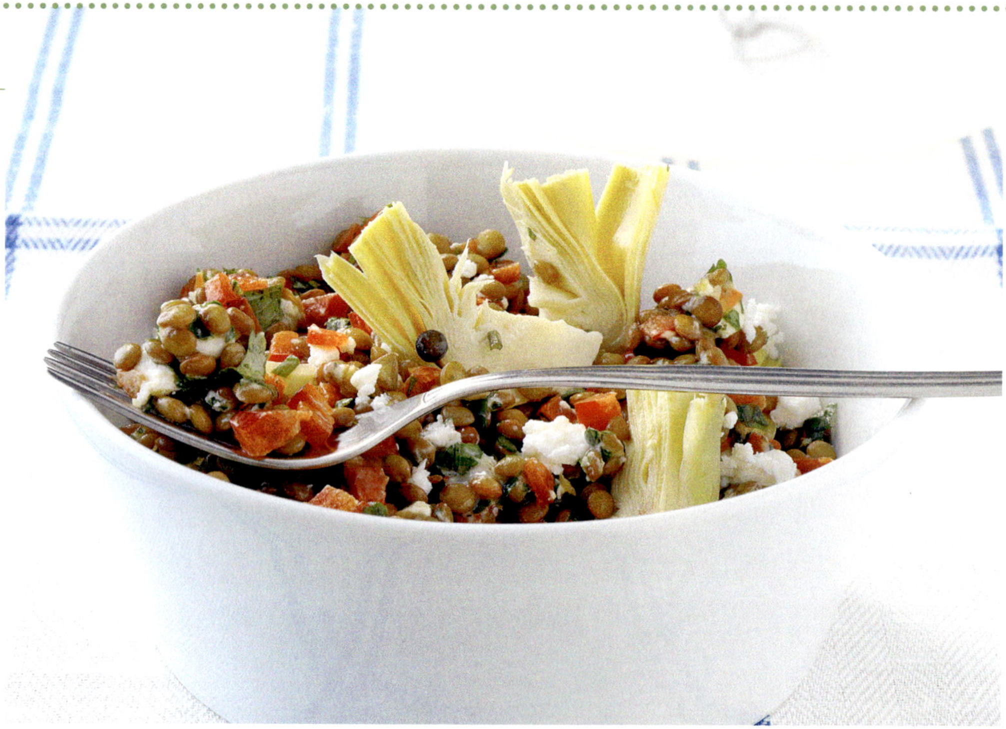

Die folgenden Rezepte sind für 2 Portionen berechnet und brauchen etwas Zeit. Sie können sie bereits am Vorabend zubereiten und die zweite Portion in einer weiteren verschließbaren Dose im Kühlschrank für einen der nächsten Tage aufbewahren.

▶ **sehr aromatisch**

Salat mit Puy-Linsen (Foto)

Für 2 Personen:
100 g Puy-Linsen (Reformhaus oder Bioladen)
½ Zwiebel
1 EL Chili-Öl (aus der Flasche)
1 Prise Salz
1 EL Zitronensaft
1 EL abgeriebene unbehandelte Zitronenschale
2 EL Olivenöl
½ TL gemahlener Koriander
50 g Ziegenkäse
½ rote Paprikaschote
50 g Artischockenherzen (aus dem Glas)
½ Bund Koriandergrün

Zubereitungszeit: ca. 30 Min.

1. Die Linsen in einem Sieb kalt abspülen und abtropfen lassen. Die Zwiebelhälfte schälen und im Ganzen mit den Linsen und dem Chili-Öl in kochendes, leicht gesalzenes Wasser

geben und bei schwacher Hitze 20–25 Min. garen. In das Sieb abgießen und abtropfen lassen, die Zwiebelhälfte entfernen.

2. Inzwischen 1/2 EL Zitronensaft mit 1/2 EL Zitronenschale, 1 EL Olivenöl und dem gemahlenen Koriander verrühren. Den Ziegenkäse hineinkrümeln.

3. Die Paprikahäfte waschen, putzen und sehr fein würfeln. Die Artischockenherzen abtropfen lassen und würfeln. Das Koriandergrün waschen, trockenschütteln und sehr fein schneiden.

4. Die Linsen mit dem restlichen Olivenöl, Zitronensaft und -schale vermischen. Paprika- und Artischockenwürfel und Koriandergrün untermengen. Jede Portion in eine verschließbare Schüssel füllen und jeweils die Hälfte des gewürzten Ziegenkäses darüber geben. Zum Essen den Ziegenkäse unterrühren.

▶ für Feinschmecker

Artischocken-Erbsen-Salat

Für 2 Personen:
300 g frische Erbsenschoten (ergibt ca. 150 g Erbsen; oder 1/2 Paket TK-Erbsen)
Salz
3 Artischockenherzen (aus dem Glas)
2 EL Zitronensaft
1/2 unbehandelte Zitrone
2 Stiele Basilikum
2 EL Olivenöl
schwarzer Pfeffer
1 Scheibe Vollkornbrot

Zubereitungszeit: ca. 15 Min.

1. Die Erbsenschoten aufbrechen und die Erbsen herauslösen. In sprudelndem Salzwasser 2 Min. kochen, in ein Sieb abgießen und mit kaltem Wasser abschrecken.

2. Die Artischockenherzen klein schneiden und mit 1 EL Zitronensaft beträufeln. Zusammen mit den Erbsen in eine Schüssel geben.

3. Die Zitronenhälfte heiß abspülen, abtrocknen und in dünne Spalten oder Scheiben schneiden. Das Basilikum waschen und trockenschütteln, die Blättchen von den Stielen zupfen.

4. Zitronenspalten, restlichen Zitronensaft, Olivenöl und Basilikumblättchen zum Gemüse geben und mit Salz und Pfeffer würzen. Den Salat in zwei verschließbare Schüsseln geben und im Kühlschrank durchziehen lassen.

5. Eine Portion Artischocken-Erbsen-Salat zusammen mit dem Vollkornbrot in die Food Box packen und, wenn der Hunger kommt, zu Mittag essen.

Nachmittags-Snacks

Das Müdigkeits- und Konzentrationsloch am Nachmittag kennen Sie sicher? Die meisten ereilt es gegen 16 Uhr und sorgt für wahre Heißhungerattacken. Die zumeist mit süßem Backwerk oder einem Schokoriegel befriedigt werden, stimmt´s? Die folgenden kleinen Gerichte sollen Ihnen künftig auf gesunde Weise über das Nachmittagsloch hinweghelfen. Damit bleiben Sie leistungsfähig und fit! Vergessen Sie außerdem nicht, genügend Flüssigkeit zu sich zu nehmen. Trinken Sie über den Tag verteilt mindestens 2 l Wasser oder Früchtetees, vor Ihrem Nachmittags-Snacks mindestens ein großes Glas Wasser.

▶ nussig

Süße Beerenkost mit Hüttenkäse

Für 1 Person:
frische Beeren (z.B. Himbeeren, Heidelbeeren; Menge nach Belieben)
20 g Nüsse (Walnüsse, Haselnüsse)
200 g Hüttenkäse
1 Prise Zimt

Zubereitungszeit: ca. 5 Min.

1. Die Beeren verlesen, vorsichtig waschen und abtropfen lassen. Die Nüsse grob hacken.

2. Beeren und Nüsse unter den Hüttenkäse mischen und mit dem Zimt würzen. In einer gut verschließbaren Schüssel aufbewahren.

INFO

EIWEISS-INSTANTPULVER

Sie bekommen das lösliche Pulver in Apotheken und Reformhäusern. Es ist eine fabelhafte Ergänzung für Ihre Power-Drinks.

▶ fruchtig frisch

Beerenjoghurt

Für 1 Person:
frische Beeren (z.B. Himbeeren, Heidelbeeren, Brombeeren; Menge nach Belieben)
2 Aprikosen
1 Becher Naturjoghurt (150 g)

Zubereitungszeit: ca. 5 Min.

1. Die Beeren verlesen, vorsichtig waschen und abtropfen lassen. Die Aprikosen waschen, halbieren und den Stein entfernen, die Hälften in Spalten schneiden.

2. Den Joghurt mit den Früchten vermischen und in einer gut verschließbaren Schüssel aufbewahren.

▶ erfrischender Power-Drink

Eiweiß-Shake

Für 1 Person:
200 ml Milch
100 ml Wasser
3 EL Eiweiß-Instantpulver (siehe Info)
bei Bedarf etwas Sojaschokomilch für den Geschmack

Zubereitungszeit: ca. 2 Min.

Alle Zutaten in einem Shaker miteinander vermischen – hält sich fertig gemixt 2–3 Std.

▶ vitaminreich

Fruchtbombe mit Nüssen und Schokolade (Foto)

Für 1 Person:
1 Apfel
1 Orange
etwas Zitronensaft (bei Bedarf)
50 g Nüsse
2 Trockenfeigen oder Datteln
2 Stück schwarze Schokolade (Kakaoanteil über 70 %)

Zubereitungszeit: ca. 5 Min.

1. Den Apfel waschen, nach Belieben schälen und in großzügige Schnitze schneiden. Die Orange schälen und in Spalten teilen. Wenn Sie das Obst nicht gleich essen, beträufeln Sie den Apfel mit etwas Zitronensaft, damit er nicht braun wird, und geben Sie das Obst in die Food Box. Es bleibt darin gut 2–3 Std. frisch und appetitlich.

2. Wenn sich das Nachmittagsloch bemerkbar macht, das vorbereitete Obst essen und die Nüsse und Trockenfrüchte dazu knabbern. Nüsse, getrocknete Feigen und Datteln sind ein guter Ersatz für Süßigkeiten.

3. Wenn es denn unbedingt Schokolade sein muss, dann nehmen Sie schwarze Schokolade mit hohem Kakaoanteil. Lutschen Sie die Stückchen einzeln langsam und mit Genuss – dann haben Sie mehr davon.

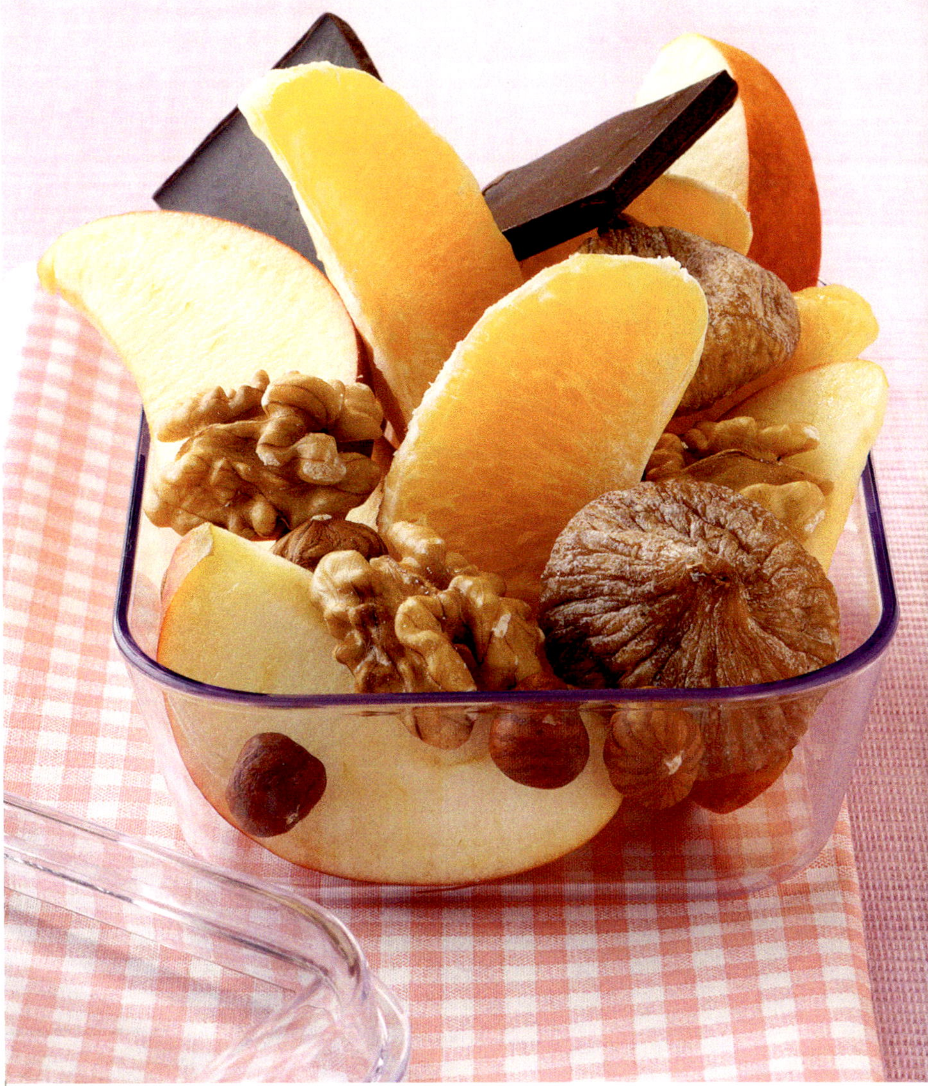

Ein Stückchen Schokolade dann und wann ist völlig o. k. – aber schwarze Schokolade mit hohem Kakaoanteil sollte es sein!

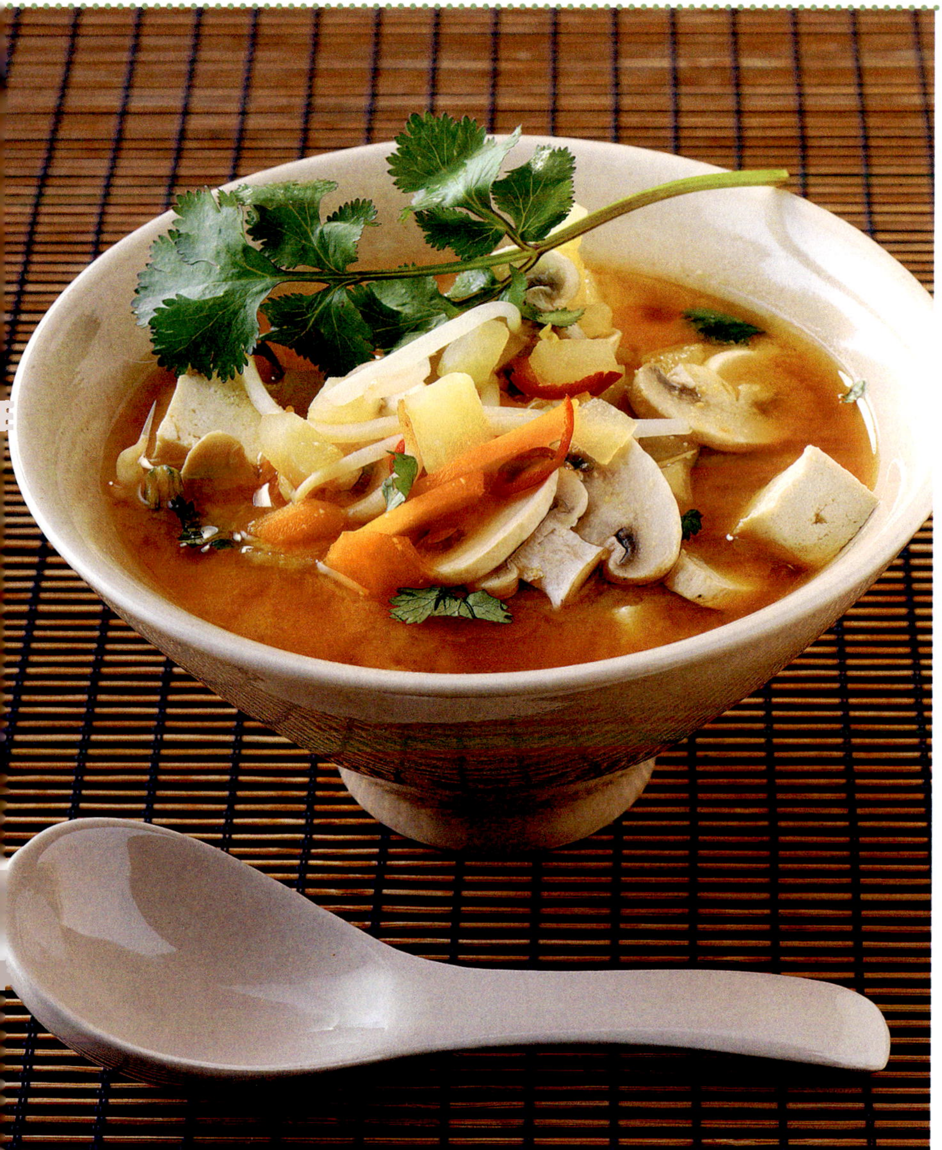

Ein wärmendes Süppchen füllt den Magen ohne zu belasten – perfekt, um die Pfunde purzeln zu lassen.

▶ fein-würzig

Asia-Suppe (Foto)

Für 2 Personen:
1 Chilischote
1 Kohlrabi, 2 Möhren
50 g Champignons
100 g Tofu, 50 g Sojasprossen
2 Stiele Koriandergrün
2 EL Miso-Paste (Würzpaste aus dem Asienladen)
Saft von 1 Limette
1–2 EL Sojasauce

Zubereitungszeit: ca. 25 Min.

1. Die Chilischote waschen, die Kerne entfernen und in Ringe schneiden. Kohlrabi und Möhren waschen und putzen, den Kohlrabi schälen und beides klein würfeln. Die Champignons putzen und in Scheiben schneiden. Den Tofu würfeln. Die Sojasprossen in einem Sieb kalt abbrausen und abtropfen lassen. Das Koriandergrün waschen, trockenschütteln und die Blättchen abzupfen.

2. ½ l Wasser in einen Topf geben, Chili, Miso-Paste und Limettensaft dazugeben und aufkochen lassen. Kohlrabi- und Möhrenwürfel zugeben und bei mittlerer Hitze ca. 5 Min. kochen lassen. Champignons, Tofu und Sojasprossen zugeben und zugedeckt weitere 5 Min. köcheln lassen.

3. Die Suppe mit Sojasauce abschmecken und mit den Korianderblättchen bestreut servieren.

▶ kräuterfrisch

Feines Kerbelsüppchen

Für 2 Personen:
1 Zwiebel (50 g)
150 g Kartoffeln
1 EL Rapsöl
½ l Gemüsebrühe
¼ Bund frischer Kerbel
Salz
weißer Pfeffer
1 Prise frisch geriebene Muskatnuss
50 g Kefir

Zubereitungszeit: ca. 25 Min.

1. Die Zwiebel schälen und fein würfeln. Die Kartoffeln schälen, waschen und in sehr kleine Würfel schneiden.

2. Das Öl in einem Topf mäßig erhitzen und die Zwiebel darin glasig anbraten. Die Kartoffeln zugeben und unter Rühen kurz mit anbraten. Gemüsebrühe angießen, einmal aufkochen lassen und alles zugedeckt bei mittlerer Hitze in 10–15 Min. weich kochen.

3. Inzwischen den Kerbel waschen und trockenschütteln, die Blättchen abzupfen und fein hacken.

4. Die Suppe mit dem Pürierstab pürieren, nochmals aufkochen lassen und mit wenig Salz, Pfeffer und Muskatnuss würzen. Kefir und Kerbel unterrühren und die Suppe nochmals abschmecken.

▶ fein im Herbst

Kürbis-Fenchel-Suppe

Für 2 Personen:
200 g Kürbisfleisch (geschält gewogen)
½ kleine Fenchelknolle (ca. 50 g)
1 EL Rapsöl
1 EL trockener Weißwein (ersatzweise Gemüsebrühe)
1 Msp. gemahlener Anis
1 Msp. gemahlener Koriander
schwarzer Pfeffer
½ l Gemüsebrühe
2 EL saure Sahne, Salz

Zubereitungszeit: ca. 30 Min.

1. Das Kürbisfleisch in ca. 2 cm große Würfel schneiden. Den Fenchel waschen und in feine Streifen schneiden, das Grün beiseite legen.

2. Das Öl in einem Topf erhitzen und die Fenchelstreifen darin glasig anbraten. Mit dem Weißwein ablöschen, in 3–4 Min. bissfest dünsten. Herausnehmen und warm halten.

3. Den Kürbis in den Topf geben und mit Anis, Koriander und Pfeffer würzen. In 10 Min. bei schwacher Hitze weich dünsten. Die Brühe dazugeben, 5 Min. köcheln lassen.

4. Die Suppe pürieren und nochmals aufkochen lassen. Saure Sahne unterziehen und mit wenig Salz abschmecken. Das Fenchelgrün hacken. Die Suppe mit dem gedünsteten Fenchel und dem Fenchelgrün garnieren.

▶ mediterran

Tomatensuppe

Für 2 Personen:
400 g reife Tomaten
1 kleine Zwiebel
1 Stange Staudensellerie
1 EL Olivenöl
1 Lorbeerblatt
100 ml Gemüsebrühe
Salz, schwarzer Pfeffer
Tabasco (nach Belieben)
1 EL gehackte Petersilie

Zubereitungszeit: ca. 30 Min.

1. Die Tomaten mit kochendem Wasser überbrühen, häuten und klein schneiden, die Stielansätze dabei entfernen.

2. Die Zwiebel schälen und klein würfeln. Den Staudensellerie waschen und in dünne Scheiben schneiden.

3. Das Öl mäßig erhitzen und die Zwiebel darin glasig anbraten. Tomaten und Sellerie zugeben, das Lorbeerblatt einlegen und mit der Gemüsebrühe ablöschen. Ca. 20 Min. bei schwacher Hitze köcheln lassen.

4. Das Lorbeerblatt herausnehmen, die Suppe mit dem Pürierstab pürieren und mit Salz, Pfeffer und nach Belieben etwas Tabasco würzen. In zwei Suppenschalen füllen und mit der Petersilie bestreut servieren.

▶ würzig

Ingwer-Möhren-Suppe

Für 2 Personen:
1 kleine Zwiebel
1 Knoblauchzehe
2 Möhren
1 Stange Staudensellerie
1 Stück frischer Ingwer (ca. 1 cm)
1 Olivenöl
½ l Hühnerbrühe
½ Bund Koriandergrün
3 EL Joghurt
Salz, schwarzer Pfeffer

Zubereitungszeit: ca. 30 Min.

1. Die Zwiebel und den Knoblauch schälen und klein würfeln. Die Möhren schälen und in Scheiben schneiden. Den Staudensellerie waschen und hacken. Den Ingwer schälen und fein hacken.

2. Das Öl in einem Topf mäßig erhitzen und die Zwiebel und den Knoblauch darin glasig anbraten. Möhren, Sellerie und Ingwer dazugeben und unter gelegentlichem Rühren goldbraun anbraten. Die Brühe angießen und bei schwacher Hitze 20 Min. kochen lassen. Die Suppe mit dem Pürierstab pürieren.

3. Das Koriandergrün waschen, die Blättchen fein hacken und in die Suppe geben. Den Joghurt einrühren, mit Salz und Pfeffer würzen und servieren.

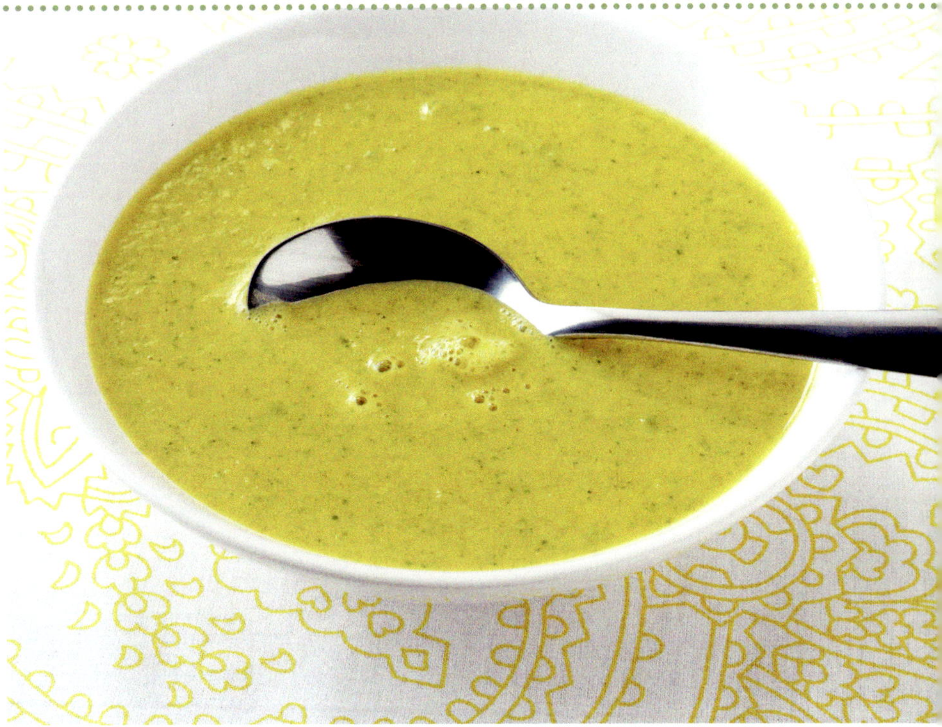

▶ indisch inspiriert

Curry-Gemüse-Süppchen (Foto)

Für 2 Personen:
1 kleiner Zucchino
½ Stange Staudensellerie
2 Schalotten
¼ Apfel
½ Knoblauchzehe
1 EL Erdnuss- oder Rapsöl
1 TL Currypulver
1 TL gemahlene Kurkuma
1 Prise gemahlener Kardamom
400 ml Geflügelbrühe
100 ml Milch
Salz, schwarzer Pfeffer
1 TL Zitronensaft

Zubereitungszeit: ca. 35 Min.

1. Den Zucchino und die Selleriestange putzen, waschen und klein schneiden. Die Schalotten schälen und fein würfeln. Das Apfelstück schälen und ebenfalls würfeln. Den Knoblauch schälen und durch die Knoblauchpresse drücken oder fein hacken.

2. Das Öl in einem Topf erhitzen und die Schalotten darin glasig anbraten. Zucchino, Sellerie, Apfel und Knoblauch zugeben und unter Rühen ca. 3 Min. anbraten. Alles mit den Gewürzen bestäuben, 1 Min. weiterbraten. Mit der Brühe ablöschen und ca. 15 Min. bei mittlerer Hitze köcheln lassen.

3. Die Milch dazugießen und nochmals aufkochen lassen. Die Suppe mit dem Pürierstab pürieren und mit Salz, Pfeffer und dem Zitronensaft abschmecken.

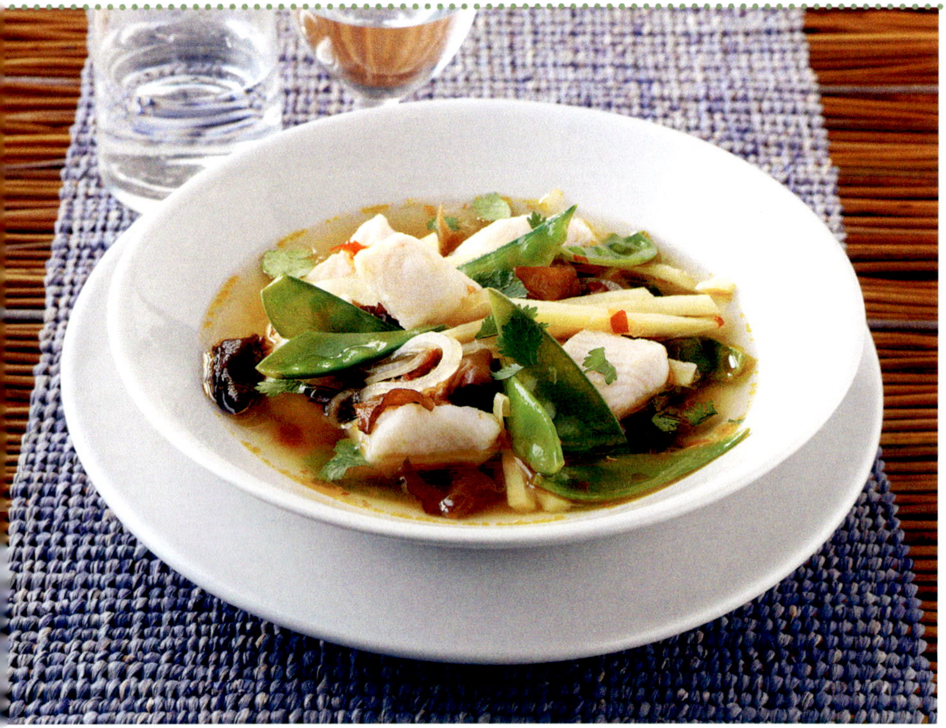

▶ asiatisch

Fischsuppe mit Chili (Foto)

Für 2 Personen:
10 g getrocknete Mu-Err-Pilze
1 Zwiebel
60 g Zuckerschoten
60 g Bambussprossen (aus der Dose)
250 g Kabeljaufilet
½ Bund Koriandergrün
1 EL Sonnenblumenöl
1–2 EL süße Chilisauce
½ l Fischfond (aus dem Glas)
1–2 EL helle Sojasauce

Zubereitungszeit: ca. 20 Min.

1. Die getrockneten Pilze in eine Schüssel geben, mit kochendem Wasser übergießen und 5 Min. ziehen lassen. Die Pilze herausnehmen, abtropfen lassen und mit einem scharfen Messer grob hacken.

2. Die Zwiebel schälen und in Ringe schneiden. Die Zuckerschoten putzen und waschen, die Bambussprossen in einem Sieb kalt abbrausen und abtropfen lassen.

3. Das Fischfilet kalt abspülen, trockentupfen und in Würfel schneiden. Das Koriandergrün waschen, trockenschütteln und hacken.

4. Das Öl in einem Topf oder Wok erhitzen und die Zwiebelringe darin anbraten. Zuckerschoten und Bambussprossen unter Rühren dazugeben. Mit der Chili- und Sojasauce sowie der Brühe ablöschen. Alles aufkochen lassen, die Fischwürfel und das Koriandergrün zufügen und 5 Min. bei schwacher Hitze ziehen lassen. Sofort heiß servieren.

▶ thailändisch inspiriert

Scharfe Pilzsuppe

Für 2 Personen:
2 rote Chilischoten
1 Knoblauchzehe
1 Stück frische Galgantwurzel (ca. 1,5 cm, aus dem Asienladen, ersatzweise Ingwer)
4 Kaffirlimettenblätter (Asienladen)

1 Möhre
100 g Champignons
120 g Weißkohl
50 g grüne Bohnen
1 EL Tamarindenpaste (aus dem Glas, Asienladen)
2 EL Fischsauce (Asienladen)
½ l Gemüsebrühe
3 Stiele Koriandergrün
4 Kirschtomaten

Zubereitungszeit: ca. 30 Min.

1. Die Chilischoten waschen, putzen und in dünne Ringe schneiden. Den Knoblauch und den Galgant schälen und fein hacken. Die Kaffirlimettenblätter waschen.

2. Die Möhre putzen, schaben und in dünne Scheiben schneiden. Die Pilze putzen und blättrig schneiden. Weißkohl und Bohnen waschen und in Stücke schneiden.

3. Den Wok erhitzen. Chili, Knoblauch, Galgant, Limettenblätter, Tamarindenpaste und Fischsaue hineingeben und alles gut vermischen. Die Brühe angießen und unter gelegentlichem Rühren aufkochen lassen.

4. Die Hitze reduzieren und das Gemüse hinzufügen. Die Suppe offen ca. 10 Min. köcheln lassen, das Gemüse soll noch bissfest sein.

5. Das Koriandergrün waschen, die Blättchen abzupfen. Die Kirschtomaten waschen und halbieren. Beides untermischen und 5 Min. ziehen lassen. Heiß servieren.

▶ deftig

Bunter Knolleneintopf

Für 2 Personen:
2 Möhren
2 Stangen Staudensellerie
250 g Pastinaken
1 Stange Lauch
½ l Gemüsebrühe
70 g Graupen
1–2 Tofu-Würstchen (Reformhaus oder Bioladen)
Salz, schwarzer Pfeffer
2 EL Schnittlauchröllchen

Zubereitungszeit: ca. 35 Min.

1. Die Möhren putzen, schaben und in Scheiben schneiden. Den Staudensellerie waschen und in Scheiben schneiden. Die Pastinaken schälen, waschen und in kleine Würfel schneiden. Den Lauch gründlich waschen und schräg in Ringe schneiden.

2. Die Gemüsebrühe in einem Topf aufkochen. Die Graupen hinzufügen und darin zugedeckt bei schwacher Hitze ca. 10 Min. köcheln lassen. Möhren, Sellerie und Pastinaken zugeben und zugedeckt bei mittlerer Hitze in weiteren 10 Min. bissfest garen.

3. Die Tofu-Würstchen in Scheiben schneiden und zusammen mit dem Lauch unter den Eintopf rühren. 5 Min. garen, mit Salz und Pfeffer abschmecken. In zwei tiefe Teller geben und mit dem Schnittlauch bestreut servieren.

▶ herzhaft

Gemüsesuppe mit weißen Bohnen

Für 2 Personen:
1 Zwiebel
1 Knoblauchzehe
2 Möhren
4 Kartoffeln
2 Stangen Staudensellerie
1 EL Olivenöl
½ l Gemüsebrühe
1 Lorbeerblatt
1 frischer Thymianzweig
Salz, schwarzer Pfeffer
1 Stange Lauch
1 Dose weiße Bohnen (200 g Abtropfgewicht)
ca. 1 EL Zitronensaft

Zubereitungszeit: ca. 30 Min.

1. Zwiebel und Knoblauch schälen, die Zwiebel fein hacken. Möhren und Kartoffeln schälen und klein würfeln. Den Staudensellerie waschen und klein schneiden.

2. Das Öl in einem Topf erhitzen, die Zwiebel darin glasig anbraten und den Knoblauch dazupressen. Das Gemüse einrühren und 2 Min. andünsten.

3. Die Gemüsebrühe angießen, Lorbeerblatt und Thymian dazugeben und aufkochen lassen. Die Suppe mit Salz und Pfeffer würzen und 10–15 Min. bei schwacher Hitze zugedeckt köcheln lassen.

4. Inzwischen den Lauch gründlich waschen und in Ringe schneiden. Die Bohnen in einem Sieb abbrausen und abtropfen lassen. Beides dazu geben und zugedeckt weitere 10 Min. garen. Mit Zitronensaft abschmecken.

▶ griechisch inspiriert

Moussaka

Für 2 Personen:
1 Zwiebel
3 EL Olivenöl
1 Dose geschälte Tomaten (500 g)
Salz, schwarzer Pfeffer
1 TL getrockneter Thymian
150 g Mozzarella
1 Aubergine
1 EL Weizenvollkornmehl

Zubereitungszeit: ca. 50 Min.

1. Die Zwiebel schälen und würfeln. 1 EL Olivenöl erhitzen und die Zwiebeln darin glasig anbraten. Die Tomaten zugeben, mit Salz, Pfeffer und Thymian würzen und in ca. 15 Min. bei schwacher Hitze sämig einkochen lassen.

2. Inzwischen den Backofen auf 200° vorheizen. Den Mozzarella in Scheiben schneiden. Die Aubergine waschen, der Länge nach in ca. 1 cm dicke Scheiben schneiden und im Mehl wenden. 1 EL Öl in einer Pfanne erhitzen und die Auberginen darin von beiden Seiten in ca. 5 Min. goldbraun braten. Herausheben und abtropfen lassen.

3. Eine ofenfeste Form mit dem restlichen Öl ausstreichen. Im Wechsel Auberginenscheiben, Mozzarella und Tomatensauce einschichten, mit der Sauce abschließen. Im Backofen (Mitte, Umluft 180°) ca. 30 Min. backen.

▶ vegetarisch

Tofu-Eintopf (Foto)

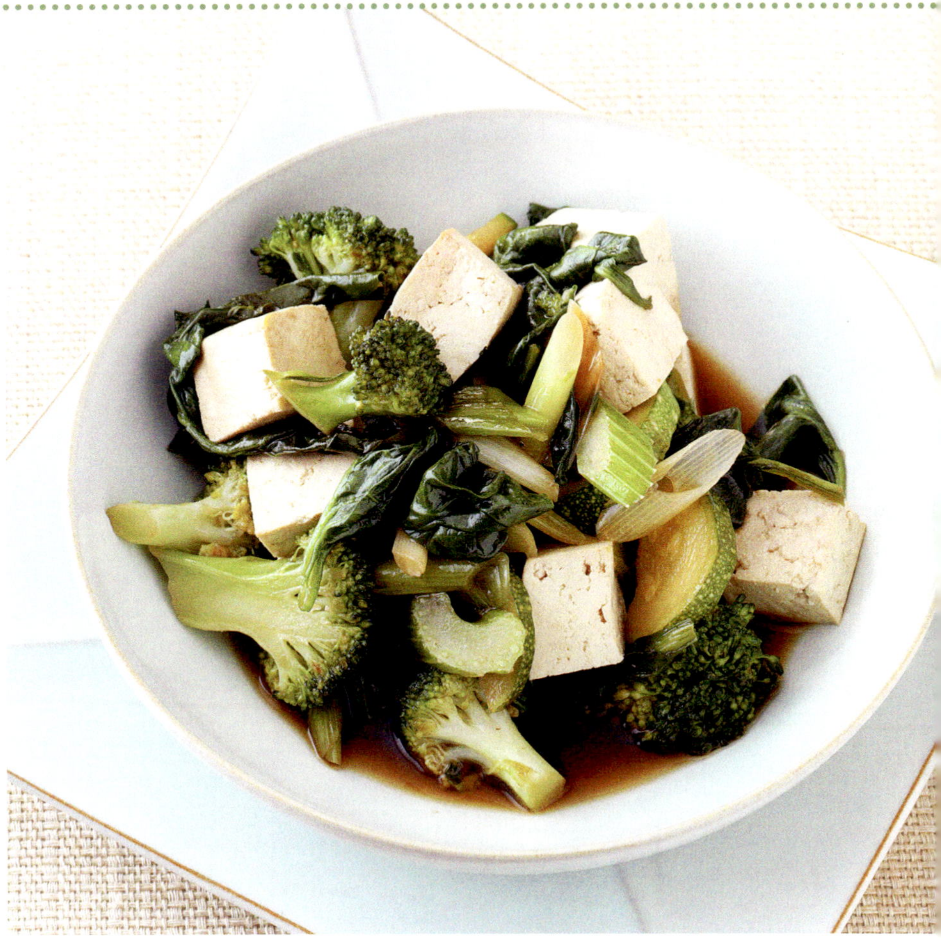

Für 2 Personen:
250 g Tofu
4 Frühlingszwiebeln
1 Stangen Staudensellerie
80 g Brokkoliröschen
½ Zucchino (ca. 80 g)
200 g junger Spinat
1 Knoblauchzehe
1 EL Erdnussöl
200 ml Gemüsebrühe
je 1 EL helle Sojasauce und Hoisinsauce
1 Msp. Chilipulver, 1 EL Sesamöl

Zubereitungszeit: ca. 30 Min.

1. Den Tofu in ca. 2 cm große Würfel schneiden. Frühlingszwiebeln und Staudensellerie putzen, waschen und in Stücke schneiden. Die Brokkoliröschen waschen und abtropfen lassen. Den Zucchino waschen und in Scheiben schneiden. Den Spinat waschen, verlesen und gut abtropfen lassen. Die Knoblauchzehe schälen und in Scheiben schneiden.

2. Das Öl im Wok (oder einer Pfanne) erhitzen und erst Frühlingszwiebeln, Sellerie, Brokkoli, Zucchino und Knoblauch unter Rühren 2–3 Min. anbraten. Spinat und Tofu zugeben und unter vorsichtigem Wenden 3–4 Min. mitbraten.

3. Für die Sauce Gemüsebrühe, Soja- und Hoisinsauce, Chilipulver und Sesamöl in einem großen Topf vermengen und einmal aufkochen lassen. Die im Wok angebratene Gemüse-Tofu-Mischung zufügen, die Hitze reduzieren und 10 Min. schmoren.

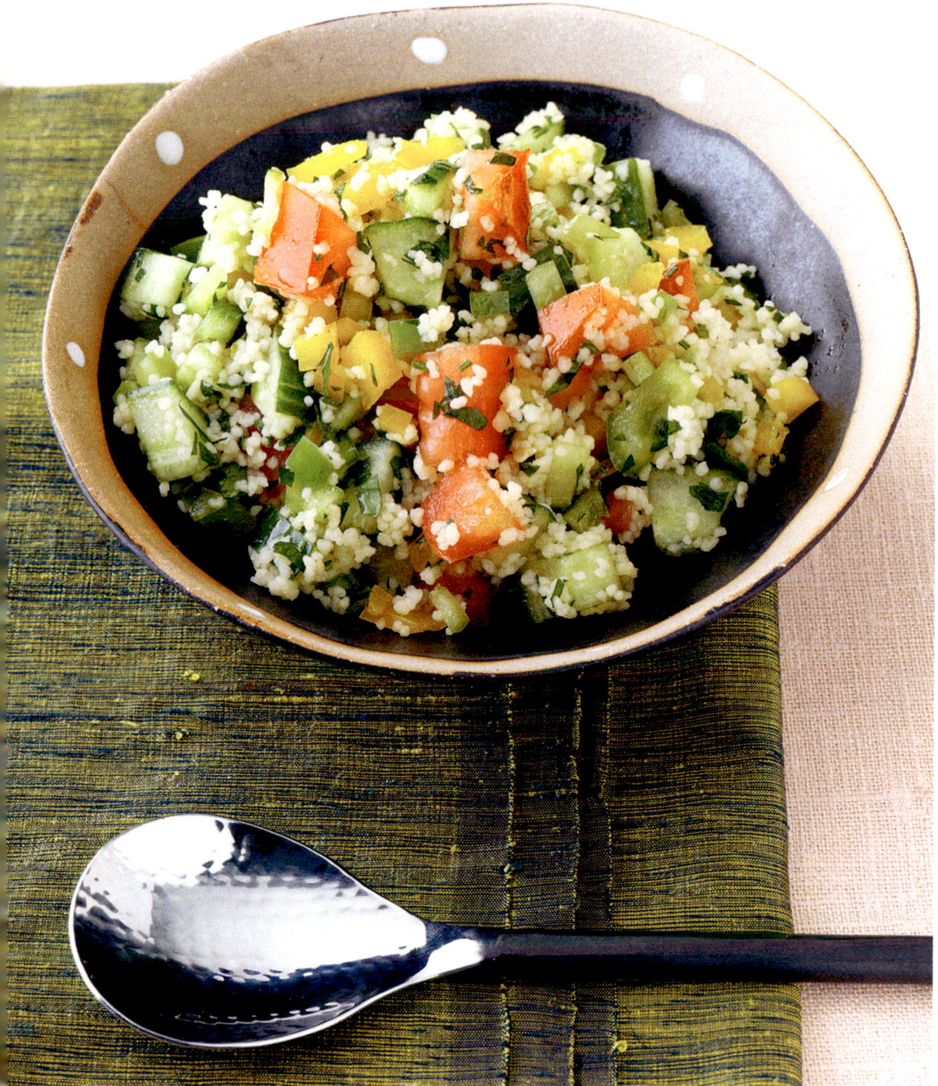

Schon der Vitamine wegen sind Salate ein Muss, mit diesen Rezepten ein echter Gaumenschmaus.

▶ orientalisch

Couscous-Salat (Foto)

Für 2 Personen:
60 g Instant-Couscous
Salz
je 1 grüne und gelbe Paprikaschote
½ Salatgurke
3 Fleischtomaten
1 Zwiebel
1 Bund Petersilie
3 EL Olivenöl
Saft von 1 Zitrone
Salz, schwarzer Pfeffer

Zubereitungszeit: ca. 15 Min.

1. 100 ml Wasser in einem Topf aufkochen. Den Couscous und 1 Prise Salz einrühren, vom Herd nehmen und 5 Min. zugedeckt quellen lassen. Mit einer Gabel auflockern und offen auskühlen lassen.

2. Inzwischen die Paprikaschoten waschen, halbieren, weiße Trennwände und Kerne entfernen und die Hälften fein würfeln. Gurke und Tomaten waschen und würfeln. Die Zwiebel schälen und fein hacken. Die Petersilie waschen, trockenschütteln und fein schneiden.

3. Alles in eine Schüssel geben, den abgekühlten Couscous unterheben und mit Olivenöl, Zitronensaft, Salz und Pfeffer pikant würzen. Der Couscous-Salat schmeckt übrigens, gut durchgezogen, auch am nächsten Tag noch.

▶ würzig mit Biss

Weizensalat mit Putenfleisch

Für 2 Personen:
100 g vorgegarter Zartweizen (z. B. Ebly)
2 Möhren
2 Stangen Staudensellerie
50 g Rucola
4 getrocknete Tomaten (in Öl eingelegt)
200 g Putenbrust
Salz, schwarzer Pfeffer
3 EL Olivenöl
2 EL Aceto balsamico

Zubereitungszeit: ca. 20 Min.

1. In einem Topf Salzwasser aufkochen und den Zartweizen darin nach Packungsanleitung in ca. 10 Min. garen. In ein Sieb abgießen und abtropfen lassen.

2. Möhren und Sellerie waschen, putzen und in dünne Scheiben schneiden. Die Rucola waschen, trockenschütteln, klein zupfen und in einem Sieb abtropfen lassen. Die getrockneten Tomaten klein schneiden.

3. Die Putenbrust kalt abspülen, trockentupfen, in Streifen schneiden, salzen und pfeffern. 1 EL Olivenöl in einer Pfanne erhitzen und die Putenstreifen darin 2–3 Min unter Rühren braten. Herausheben und warm stellen.

4. Das restliche Olivenöl mit dem Essig, Salz und Pfeffer zu einer Salatsauce verrühren. Alle Zutaten in einer Schüssel miteinander vermischen, mit der Salatsauce übergießen, nochmals vorsichtig vermischen und anrichten.

▶ mit feinem Dressing

Petersiliensalat mit Kirschtomaten

Für 2 Personen:
1 Bund großblättrige Petersilie
2 Frühlingszwiebeln
250 g Kirschtomaten
Saft von 1 Zitrone
2 EL Himbeeressig
1 EL Olivenöl
1 TL Honig
Salz, schwarzer Pfeffer

Zubereitungszeit: ca. 20 Min.

1. Die Petersilie waschen, trockenschütteln und fein schneiden. Die Frühlingszwiebeln putzen, waschen und in Scheiben schneiden. Die Tomaten waschen und je nach Größe vierteln oder halbieren. Alles in einer Schüssel gut miteinander vermischen.

2. Aus Zitronensaft, Himbeeressig, Öl, Honig, Salz und Pfeffer eine süß-säuerliche Salatsauce herstellen. Über den Salat gießen, gut vermischen und vor dem Servieren ca. 10 Min. durchziehen lassen.

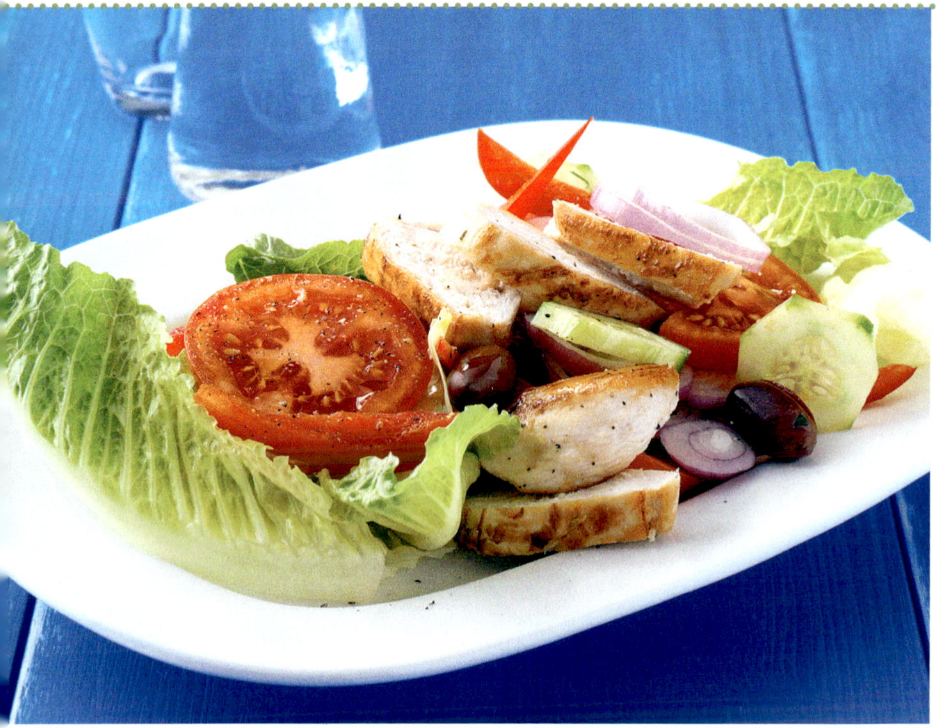

▶ für Knoblauchfans

Griechischer Salat mit Hähnchenbrust (Foto)

Für 2 Personen:
Für den Salat:
1 Hähnchenbrustfilet (ca. 160 g)
2 EL Olivenöl
1 Knoblauchzehe
Salz, schwarzer Pfeffer
½ Kopf Romanasalat
einige Blätter Eisbergsalat
1 kleine Gärtnergurke
½ rote Paprikaschote
1 Tomate
1 rote Zwiebel
einige Kalamata-Oliven (nach Belieben)
Für das Dressing:
2 Knoblauchzehen
150 ml Olivenöl
50 ml Zitronensaft

Zubereitungszeit: ca. 20 Min.

1. Das Hähnchenbrustfilet kalt abspülen und trockentupfen. Das Öl in einer beschichteten Pfanne mäßig erhitzen und das Fleisch darin von allen Seiten ca. 5 Min. braten. Die Knoblauchzehe schälen, dazupressen und 5 Min. weiterbraten. Das Fleisch salzen, pfeffern und die Pfanne beiseite stellen, damit es etwas abkühlt.

2. Inzwischen die Salate putzen, waschen, in ein Sieb geben und abtropfen lassen. Den Salat in mundgerechte Stücke zupfen und auf einer großen Platte verteilen. Die Gurke schälen und in Scheiben schneiden. Die Paprikahälfte waschen, putzen und in Streifen schneiden. Die Tomate waschen und in Scheiben schneiden, den Stielansatz dabei entfernen. Die Zwiebel schälen und in Ringe schneiden. Alles auf dem Salat anrichten und die Oliven darauf verteilen.

3. Den Knoblauch für das Dressing schälen und fein hacken. Mit Öl, Essig, Salz und Pfeffer verrühren und über den Salat verteilen. Das Hähnchenbrustfilet in Scheiben schneiden und auf dem Salatbett anrichten.

▶ fruchtig

Orangen-Chicoree-Salat

Für 2 Personen:
1 Orange
2 Stauden Chicoree
½ Chilischote
1 EL Weißweinessig
Salz
2 EL Olivenöl
schwarzer Pfeffer
6 Walnusshälften
einige schwarze Oliven

Zubereitungszeit: ca. 15 Min.

1. Die Orange so schälen, dass auch die bittere weiße Haut entfernt ist. Mit einem scharfen Messer die Filets zwischen den Trennhäutchen herausschneiden, den Saft dabei auffangen. Die Orangenfilets in kleine Stücke schneiden.

2. Chicoree waschen und in dünne Streifen schneiden. Die Chilischote waschen, entkernen und sehr fein würfeln. Orangenstückchen und Chicoree auf einem Teller anrichten und mit den Chiliwürfelchen bestreuen.

3. Den aufgefangenen Orangensaft mit dem Essig und etwas Salz verrühren, das Olivenöl unterschlagen und mit etwas Pfeffer würzen. Über den Salat träufeln. Die Walnusskerne grob hacken und zusammen mit den Oliven über den Salat streuen.

▶ Klassiker auf neue Art

Chefsalat

Für 2 Personen:
½ Kopfsalat
60 g Emmentaler
1 kleine Gärtnergurke
1 große Tomate
4 Radieschen
1 reife Avocado
2 hart gekochte Eier
1 EL Distelöl
2 EL Weißweinessig
3 EL Joghurt
Salz, schwarzer Pfeffer

Zubereitungszeit: ca. 15 Min.

1. Den Salat putzen, waschen, in ein Sieb geben und gut abtropfen lassen. Die Salatblätter in mundgerechte Stücke zupfen und in eine Schüssel geben.

2. Den Käse in Streifen schneiden. Die Gurke und die Tomate waschen und klein würfeln. Die Radieschen putzen, waschen und in Scheiben schneiden. Die Avocado längs halbieren und den Stein entfernen, die Hälften schälen und das Fruchtfleisch klein würfeln. Alles mit dem Blattsalat vermischen.

3. Die Eier pellen, vierteln und auf dem Salat verteilen. Aus dem Distelöl, Essig, Joghurt und je 1 Prise Salz und Pfeffer eine Sauce rühren und über den Salat träufeln.

▶ auch für Gäste

Rucolasalat mit Räucherlachs

Für 2 Personen:
100 g Rucola
einige Blätter Blattsalat
½ Gärtnergurke
1 rote Zwiebel
½ Bund Dill
1 EL Pinienkerne
2 EL saure Sahne oder Joghurt
1 EL Weißweinessig
Salz, schwarzer Pfeffer
1 TL Ahornsirup
50 g Räucherlachs (in Scheiben)

Zubereitungszeit: ca. 10 Min.

1. Rucola- und Blattsalat gründlich waschen, abtropfen lassen und in mundgerechte Stücke zupfen. Die Gurke schälen und in dünne Scheiben schneiden. Die Zwiebel schälen und fein würfeln. Den Dill waschen, trockenschütteln und fein schneiden.

2. Die Pinienkerne in einer Pfanne ohne Fett goldbraun rösten, beiseite stellen. Saure Sahne oder Joghurt mit Essig, Salz, Pfeffer und Sirup zu einem pikanten Dressing verrühren. Dill und Zwiebeln unterrühren.

3. Rucola und Salat auf zwei Teller verteilen, die Gurkenscheiben und den Lachs darauf anrichten. Mit dem Dressing beträufeln und mit den Pinienkernen bestreut servieren.

▶ griechisch inspiriert

Artischockensalat mit Schafkäse

Für 2 Personen:
1 Tomate
½ Kopf Friseesalat
10 Artischockenherzen (aus dem Glas)
10 schwarze Oliven
80 g Schafkäse
Saft von 1 Zitrone
3 EL Olivenöl
Salz, schwarzer Pfeffer
½ Bund frischer Majoran

Zubereitungszeit: ca. 20 Min.

1. Die Tomate mit kochendem Wasser überbrühen, häuten und halbieren. Die Kerne entfernen und das Fruchtfleisch in Streifen schneiden.

2. Den Salat putzen, waschen und abtropfen lassen. In mundgerechte Stücke zupfen und in eine Schüssel geben.

3. Die Artischockenherzen abtropfen lassen und je nach Größe halbieren oder vierteln. Die Oliven entsteinen und halbieren, den Schafkäse in kleine Würfel schneiden. Artischocken, Oliven, Käse und Tomaten miteinander vermengen und zum Salat geben.

4. Für das Dressing Zitronensaft, Olivenöl, Salz und Pfeffer verrühren. Den Majoran waschen, trockenschütteln, die Blättchen grob hacken und unterrühren. Über den Salat träufeln.

▶ fruchtig-herb

Birnen-Rucola-Salat mit Parmesan (Foto)

Für 2 Personen:
1 Knoblauchzehe
½ Bund Schnittlauch
3 EL Olivenöl
1 EL Aceto balsamico
Saft von ½ Zitrone
Salz, schwarzer Pfeffer
1 großes Bund Rucola
½ Bund Kerbel
2 reife Birnen
40 g Parmesan

Zubereitungszeit: ca. 10 Min.

1. Für das Dressing die Knoblauchzehe schälen und durch die Knoblauchpresse drücken oder fein hacken. Den Schnittlauch waschen, trockenschütteln und in Röllchen schneiden. Beides mit Öl, Essig und Zitronensaft verrühren und mit Salz und Pfeffer würzen.

2. Die Rucola putzen, waschen und in einem Sieb abtropfen lassen. Den Kerbel waschen, trockenschütteln und fein schneiden. Beides in eine Schüssel geben.

3. Die Birnen waschen, halbieren, das Kerngehäuse entfernen und die Hälften in Spalten schneiden. Den Parmesan zerbröckeln oder in feine Späne hobeln. Alles mit in die Schüssel geben, vorsichtig miteinander vermengen und mit dem Dressing übergießen.

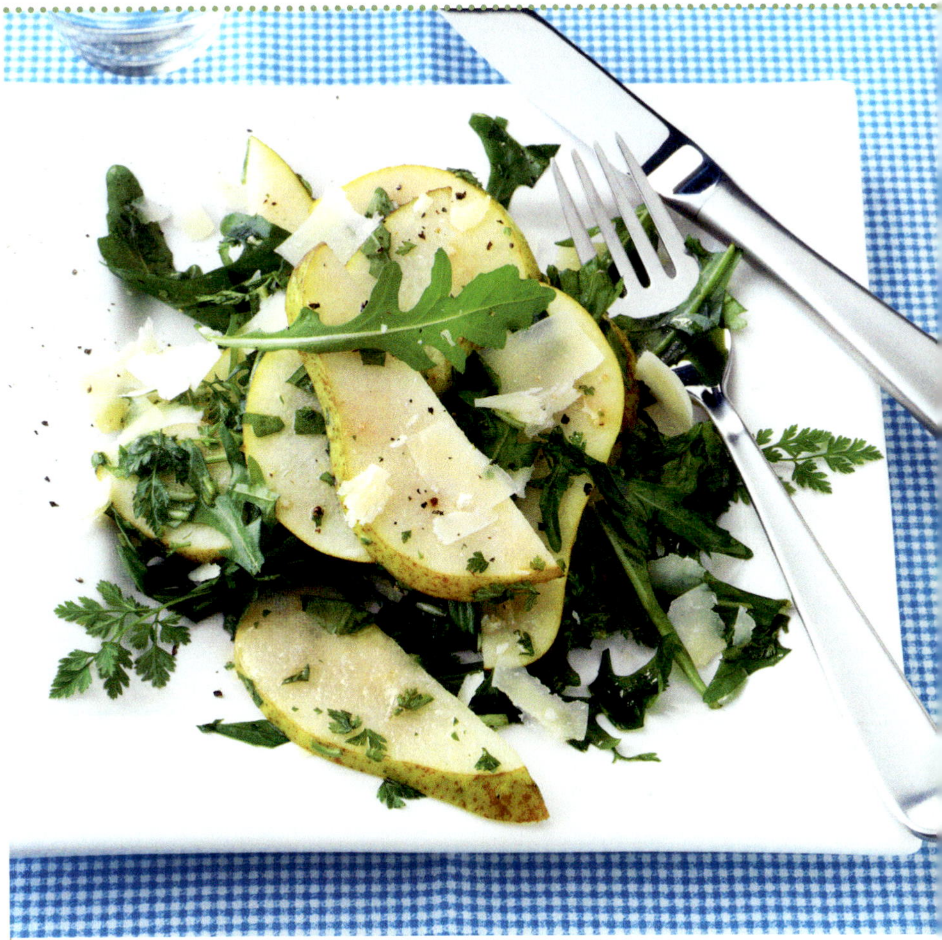

Diesen edlen Salat können Sie durchaus auch mal Gästen servieren.

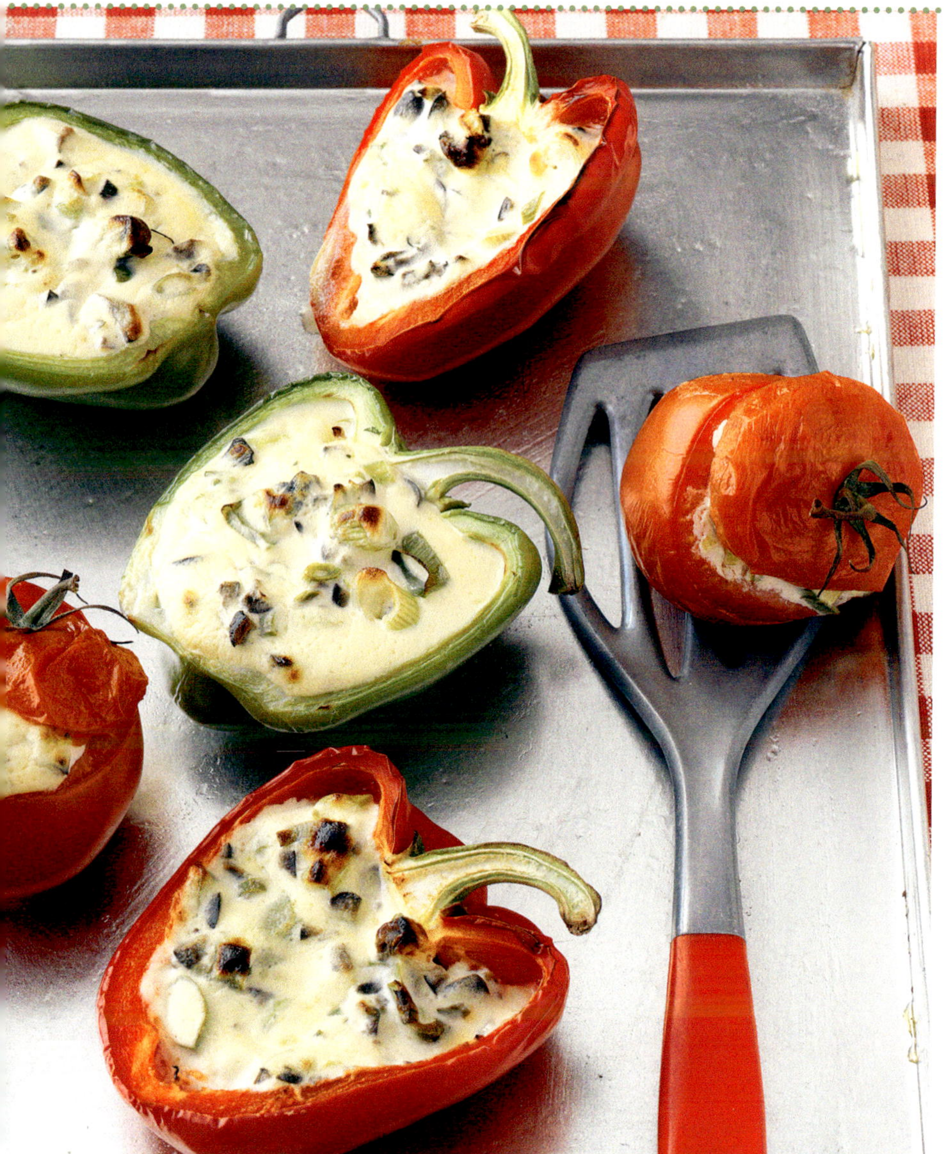

Gemüse hat reichlich Vitamine, Mineralstoffe, dabei wenig Kalorien – das Lebensmittel Nummer 1 in der gesunden Ernährung.

▶ leichter Genuss

Gefülltes Gemüse (Foto)

Für 2 Personen:
je 2 rote und grüne Paprikaschoten
4 große Tomaten
1–2 EL Olivenöl
Salz, schwarzer Pfeffer
½ Bund Frühlingszwiebeln
1 Knoblauchzehe
50 g entsteinte schwarze Oliven
250 g Magerquark, 3 Eier
etwas Worcestershiresauce
Saft von ½ Zitrone
1 EL Semmelbrösel bei Bedarf

Zubereitungszeit: ca. 25 Min.

1. Die Paprikaschoten waschen, längs halbieren und die Trennwände und Kerne entfernen. Die Tomaten waschen, einen Deckel abschneiden, die Kerne mit einem Löffel herauslösen. Tomaten umgedreht abtropfen lassen.

2. Den Backofen mit Grillstufe auf 220° vorheizen. Ein Backblech mit dem Olivenöl bestreichen. Paprikahälften und Tomaten darauf setzen und mit Salz und Pfeffer würzen.

3. Die Frühlingszwiebeln putzen und klein würfeln. Den Knoblauch schälen und durchpressen. Die Oliven fein würfeln.

4. Den Quark in eine Schüssel geben und mit den Eiern verrühren. Frühlingszwiebeln, Knoblauch und Oliven untermischen und mit Salz,

Pfeffer, Worcestershiresauce und Zitronensaft abschmecken. Wenn die Masse zu flüssig ist, 1 EL Semmelbrösel untermischen.

5. Das Gemüse mit der Quarkmasse füllen und im heißen Backofen (Mitte, Umluft 200°) in ca. 10 Min. backen.

▶ asiatisch

Spinat mit Shiitake-Pilzen

Für 2 Personen:
200 g Shiitake-Pilze
200 g junger Spinat
1 Knoblauchzehe
2 Frühlingszwiebeln
2 EL Erdnussöl
1–2 EL Reiswein, 1 TL Honig

Zubereitungszeit: ca. 20 Min.

1. Die Pilze putzen und in Stücke schneiden. Den Spinat waschen, verlesen und abtropfen lassen. Den Knoblauch schälen und durchpressen. Die Frühlingszwiebeln putzen, waschen und in Ringe schneiden.

2. Das Öl im Wok (oder einer Pfanne) erhitzen und die Pilze darin ca. 5 Min. anbraten. Knoblauch und Spinat hinzufügen und 2–3 Min. mitbraten, bis der Spinat zusammenfällt.

3. Reiswein und Honig dazugeben und kurz mitgaren. Mit den Frühlingszwiebeln bestreut heiß servieren.

▶ würzig

Brokkoli mit Ingwer

Für 2 Personen:
1 Knoblauchzehe
1 Stück frischer Ingwer (ca. 2,5 cm)
350 g Brokkoli
½ Stange Lauch
50 g Wasserkastanien (aus der Dose)
1 EL Erdnussöl
½ TL Zucker
80 ml Gemüsebrühe
1 TL dunkle Sojasauce
½ TL Speisestärke

Zubereitungszeit: ca. 15 Min.

1. Die Knoblauchzehe schälen und durchpressen. Den Ingwer schälen und sehr fein hacken. Den Brokkoli waschen und in Röschen teilen. Den Lauch waschen, längs halbieren und klein schneiden. Die Wasserkastanien abtropfen lassen und halbieren.

2. Das Öl im Wok (oder einer Pfanne) erhitzen. Knoblauch und Ingwer darin ca. 30 Sek. unter Rühren anbraten. Brokkoli, Lauch und Wasserkastanien zugeben und 3–4 Min. unter Rühren mitbraten. Zucker, Brühe und Sojasauce zugeben. Bei schwacher Hitze 4–5 Min. köcheln lassen, bis der Brokkoli fast gar ist.

3. Die Speisestärke in einer Tasse mit dem 1 TL kaltem Wasser glatt anrühren, unter das Gemüse rühren und kurz einkochen einkochen lassen. Sofort servieren.

▶ braucht etwas Zeit

Eierrolle mit Basilikumsauce

Für 2 Personen:
250 g Zucchini
3 Eiweiße
2 Eigelbe
60 g Vollkornmehl
Salz, schwarzer Pfeffer
500 g Fleischtomaten
60 g Hartkäse (z. B. Emmentaler)
½ Bund Basilikum
1 Knoblauchzehe
1 EL Olivenöl
30 g Pinienkerne
1 EL Parmesankäse
Außerdem:
Backpapier für das Blech

Zubereitungszeit: ca. 1 Std.

1. Den Backofen auf 200° vorheizen. Ein Backblech mit Backpapier belegen. Die Zucchini waschen und in feine Stifte schneiden.

2. Die Eiweiße steif schlagen. Zuerst die Eigelbe, dann das Vollkornmehl vorsichtig unterziehen und alles mit Salz und Pfeffer würzen. Die Zucchinistreifen einrühren und die Masse auf dem Backblech gleichmäßig dünn ausstreichen. Im heißen Backofen (Mitte, Umluft 180°) ca. 25 Min. backen. Herausnehmen, sofort auf ein sauberes, feuchtes Küchentuch stürzen und zusammenrollen. Die Ofentemperatur auf 180° (Umluft 160°) reduzieren.

3. Inzwischen die Tomaten mit kochendem Wasser überbrühen, häuten und würfeln. Saft und Kerne in ein Sieb geben und den Saft auffangen, die Kerne wegwerfen.

4. Den Käse raspeln. Die Eierrolle ausrollen, Tomatenwürfel und Käse darauf verteilen und wieder aufrollen. Die Rolle auf das Blech legen und weitere 20 Min. im Ofen (Mitte) backen.

5. Basilikum waschen, trockenschütteln und die Blättchen abzupfen. Knoblauch schälen und durchpressen oder fein hacken. Basilikum, Knoblauch, Olivenöl, Pinienkerne und Parmesan mit dem Pürierstab pürieren. Den aufgefangenen Tomatensaft untermischen, mit Salz und Pfeffer würzen.

6. Die Eierrolle herausnehmen und etwas abkühlen lassen. In Scheiben schneiden und mit der Basilikumsauce anrichten.

▶ für ihren freien Tag

Sprossen-Pizza (Foto)

Für 2 Personen:
15 g frische Hefe
200 g Weizenvollkornmehl
1 Zwiebel
1 kleine Knoblauchzehe
½ EL Distelöl
Salz, schwarzer Pfeffer
500 g Fleischtomaten
100 g frische Sprossen (z. B. Erbsen-, Kichererbsen-, Rote-Linsen-, gelbe Linsenkeime)

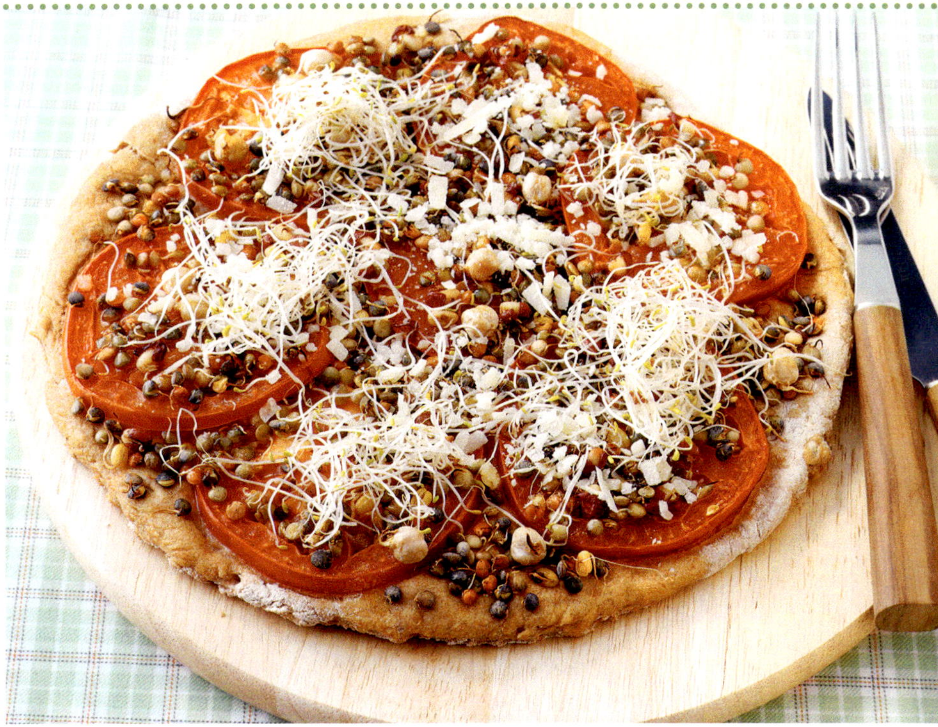

Außerdem:
etwas Mehl für die Arbeitsfläche
Öl für die Backbleche
Nussöl zum Beträufeln (nach Belieben)
Alfalfakeime und etwas frisch geriebener Parmesan zum Bestreuen (nach Belieben)

Zubereitungszeit: ca. 25 Min.
Ruhezeit: ca. 45 Min.
Backzeit: ca. 25 Min.

1. Die Hefe in 2 EL lauwarmem Wasser auflösen. Das Mehl in eine Schüssel geben und eine Mulde hineindrücken, die Hefelösung hineingießen und alles mit weiteren 100 ml lauwarmem Wasser zu einem glatten Teig verkneten. Zugedeckt beiseite stellen.

2. Die Zwiebel schälen und klein würfeln, den Knoblauch schälen und durch die Knoblauchpresse drücken oder sehr fein hacken.

3. Das Öl in einer Pfanne erhitzen und die Zwiebel darin glasig anbraten. Den Knoblauch dazugeben und kurz mitbraten. Mit Salz und Pfeffer würzen. Den Teig mit der Zwiebelmischung verkneten und zugedeckt an einem warmen Ort ca. 30 Min. gehen lassen.

4. Inzwischen die Tomaten waschen und in Scheiben schneiden. Die Sprossen in einem Sieb kalt abbrausen und gut abtropfen lassen.

5. Zwei Backbleche leicht einölen. Den Teig in 2 Portionen teilen und auf der bemehlten Arbeitsfläche zu Fladen von ca. 25 cm ∅ ausrollen. Auf die Bleche geben. Die Tomaten darauf verteilen, mit Salz und Pfeffer würzen und die Sprossen darüber verteilen. Die Pizzen 15 Min. gehen lassen.

6. Den Backofen auf 180° (Umluft 160°) vorheizen. Die Pizzen darin ca. 25 Min. (Mitte) backen. Nach Belieben mit etwas Nussöl beträufeln, Alfalfakeime und geriebenen Parmesan darüber streuen.

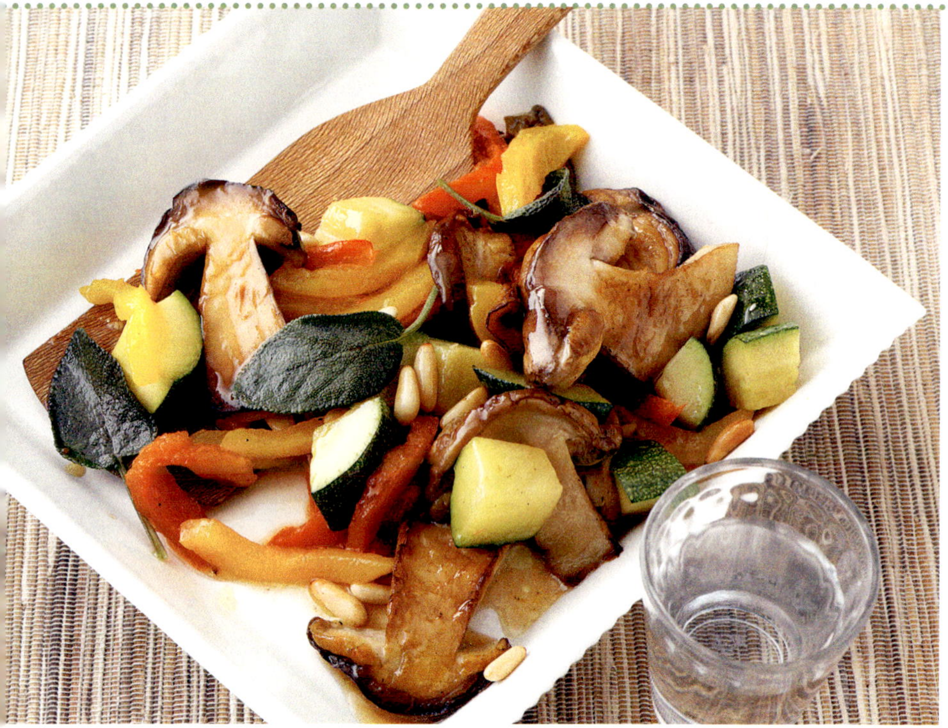

▶ auch für Gäste
Steinpilzpfanne (Foto)

Für 2 Personen:
2 rote und 1 gelbe Paprikaschote
1 Zucchino
1 Knoblauchzehe
200 g frische Steinpilze
20 g Pinienkerne
1 EL Olivenöl
4 Salbeiblätter
50 ml Gemüsebrühe
Salz, schwarzer Pfeffer

Zubereitungszeit: ca. 25 Min.

1. Den Backofen auf 220° vorheizen. Die Paprikaschoten waschen, halbieren, Trennwände und Kerne entfernen, die Hälften mit der Hautseite nach oben auf ein Blech legen. Im Backofen (Mitte) rösten, bis sich schwarze Blasen bilden. Herausnehmen, etwas abkühlen lassen, häuten und in Streifen schneiden.

2. Inzwischen den Zucchino waschen und in Würfel schneiden. Den Knoblauch schälen und grob hacken. Die Steinpilze putzen und in Scheiben schneiden. Die Pinienkerne ohne Fett in einer beschichteten Pfanne goldbraun rösten.

3. Das Olivenöl in einem Wok erhitzen und die Zucchiniwürfel darin ca. 3 Min. anbraten. Steinpilze, Knoblauch und Salbei untermischen und 2–3 Min. mitbraten. Die Paprikastreifen einrühren und die Gemüsebrühe angießen. Aufkochen lassen, mit Salz und Pfeffer würzen und mit den Pinienkernen bestreut servieren.

▶ herzhaft
Gemüseauflauf

Für 2 Personen:
½ kleiner Blumenkohl
250 g Brokkoli, 1 Möhre
125 g Champignons, Salz
100 ml Gemüsebrühe
1 Ei, schwarzer Pfeffer
1 Prise frisch geriebene Muskatnuss
2 El geriebener Emmentaler

Zubereitungszeit: ca. 25 Min.

1. Blumenkohl und Brokkoli in Röschen teilen, waschen und abtropfen lassen. Die Möhre waschen, putzen und in Scheiben schneiden. Die Pilze putzen und halbieren.

2. In einem Topf Salzwasser zum Kochen bringen. Den Blumenkohl darin 5 Min kochen. Brokkoli dazugeben und 3–4 Min. mitkochen, bis alles bissfest ist. Herausheben und kalt abschrecken. Den Backofen auf 200° vorheizen.

3. Das Gemüse in einer Auflaufform verteilen. Die kalte Gemüsebrühe mit dem Ei verquirlen, mit Salz, Pfeffer und Muskat würzen. Über das Gemüse gießen und mit dem geriebenen Käse bestreuen. Im heißen Backofen (Mitte, Umluft 180°) 15 Min. überbacken.

▶ mediterran

Sizilianischer Gemüseeintopf

Für 2 Personen:
1 Aubergine, Salz
30 g Rosinen
2 Zwiebeln, 2 Tomaten
1 Stange Staudensellerie
50 g schwarze Oliven
1 Bund frisches Basilikum
1 Chilischote, 2 EL Olivenöl
50 g Kapern
50 g Pinienkerne
½ Glas Weinessig, 1 Prise Zucker

Zubereitungszeit: ca. 50 Min.

1. Die Aubergine waschen, in Würfel oder Stäbchen schneiden und in ein großes Sieb geben. Großzügig salzen und 10 Min. Wasser ziehen lassen. Mit kaltem Wasser abbrausen, abtropfen lassen und mit Küchenpaier trockentupfen.

2. Inzwischen die Rosinen ca. 5 Min. in warmem Wasser einweichen. Die Zwiebeln schälen und in Scheiben schneiden. Die Tomaten mit kochendem Wasser überbrühen, häuten und klein würfeln. Die Selleriestange waschen und in Stücke schneiden. Die Oliven entsteinen. Das Basilikum waschen, trockenschütteln und die Blätter fein schneiden. Die Chilischote waschen, putzen und fein würfeln.

3. Das Öl in einer großen Pfanne erhitzen. Die Auberginenstücke darin ca 5 Min. braten. Herausheben und in eine Schüssel geben. Den Sellerie in die Pfanne geben, bissfest braten und zu den Auberginen geben.

4. Die Zwiebeln in der Pfanne leicht anbräunen. Rosinen abgießen. Mit Tomaten, Oliven, Kapern, Pinienkernen und der Hälfte des Basilikums zufügen und alles ca. 10 Min. unter Wenden bei starker Hitze garen. Leicht salzen.

6. Auberginen, Sellerie, Chili, Essig und Zucker untermischen und nochmals aufkochen lassen. Nochmals abschmecken, mit dem restlichen Basilikum bestreuen. Heiß oder abgekühlt servieren.

Pasta

Was wäre das Leben ohne Nudeln? Für viele gehören Pasta-Gerichte einfach zum Leben. Bei den folgenden Rezepten verbinden Sie gesunden Genuss mit »la dolce vita«. Allerdings ist Vollkorn statt Hartweizen angesagt. Den Erfolg Ihrer Konsequenz können Sie bald an der Waage ablesen.

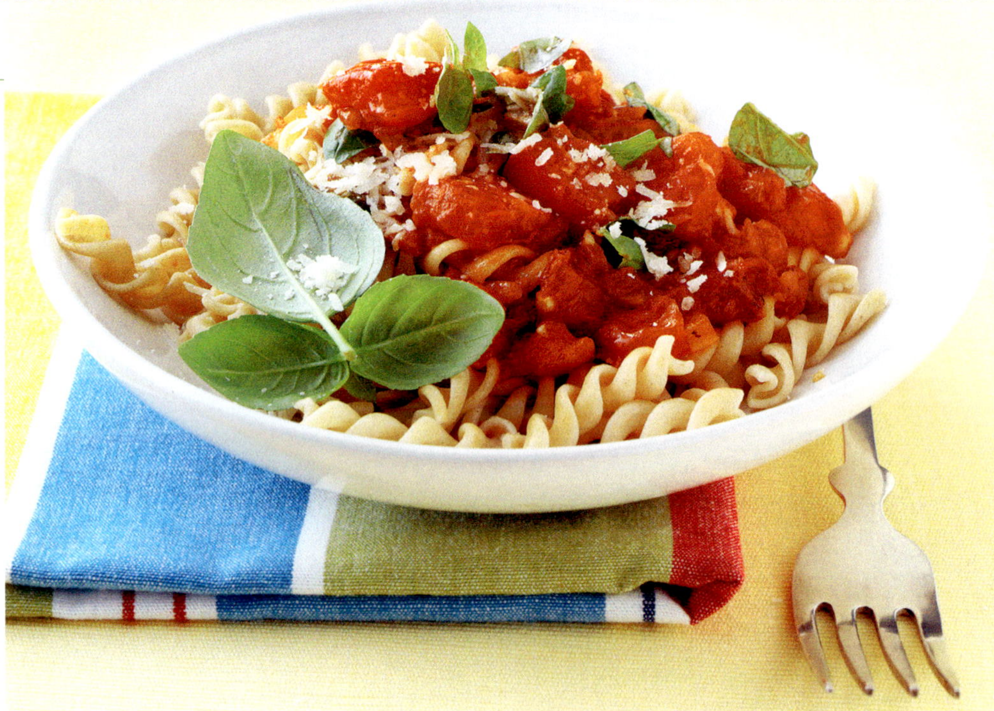

▶ Klassiker

Vollkornnudeln mit Tomaten (Foto)

Für 2 Personen:
200 g Vollkornnudeln (z. B. Rigatoni)
4 reife Fleischtomaten
1 Zwiebel, 2 EL Olivenöl
1 EL Tomatenmark
Salz, schwarzer Pfeffer
½ Bund Basilikum
etwas frisch geriebener Parmesan

Zubereitungszeit: ca. 20 Min.

1. Die Vollkornnudeln nach Packungsanweisung »al dente« kochen. Inzwischen die Tomaten mit kochendem Wasser überbrühen, häuten, entkernen und klein würfeln. Die Zwiebel schälen und klein würfeln. Das Basilikum waschen, trockenschütteln und die Blätter grob zerzupfen.

2. Die Zwiebel im erhitzten Öl glasig braten. Das Tomatenmark einrühren, 1 Min. mitbraten. Die Tomaten zugeben und bei mittlerer Hitze sämig einkochen lassen. Salzen und pfeffern.

3. Die Nudeln kurz abtropfen lassen, die Sauce darüber gießen, mit dem Basilikum vermischen und den Parmesan darüber streuen.

▶ vitaminC-reich

Vollkorn-Penne mit Paprika-Pesto

Für 2 Personen:
180 g Vollkorn-Penne
2 gehäutete, eingelegte rote Paprikaschoten
1 Knoblauchzehe
abgeriebene Schale von ½ unbehandelten Zitrone
30 g gemahlene Mandeln
2 EL Olivenöl, 1 TL Balsamico-Essig
40 g frisch geriebener Parmesan
Salz, schwarzer Pfeffer
Basilikumblätter zum Garnieren

Zubereitungszeit: ca. 15 Min.

1. Die Penne nach Packungsanweisung »al dente« kochen. Inzwischen die Paprika trocken tupfen, grob würfeln und pürieren. Den Knoblauch schälen und grob hacken. Mit der Zitronenschale, den Mandeln, dem Olivenöl, dem Essig und dem Parmesan zum Paprikamus geben und alles zu einem sämigen Pesto pürieren. Mit Salz und Pfeffer abschmecken.

2. Die Pasta kurz abtropfen lassen, mit dem Paprikapesto vermischen und mit ein paar Basilikumblättern garnieren.

Variante: Wer Zeit und Lust hat, kann auch 2 rote Paprikaschoten waschen, putzen und halbiert auf dem Blech unter dem Backofengrill (oben, 200°) rösten. Dann häuten und wie oben beschrieben weiterverarbeiten.

▶ ballaststoffreich

Vollkorn-Spaghetti mit Linsen-Sugo

Für 2 Personen:
180 g Vollkorn-Spaghetti
1 Zwiebel, 1 Knoblauchzehe
1 EL Olivenöl
1 Päckchen TK-Suppengrün (150 g)
80 g rote Linsen
400 g gehacke Tomaten (aus der Dose)
ca. 120 ml Gemüsebrühe
1 TL getrockneter Oregano
1 Lorbeerblatt, Salz, schwarzer Pfeffer
½ Bund Basilikum

Zubereitungszeit: ca. 15 Min.

1. Die Spaghetti nach Packungsanweisung »al dente« kochen. Die Zwiebel und den Knoblauch schälen und fein hacken.

2. Das Öl in einer Pfanne erzitzen, Zwiebel, Knoblauch, Suppengrün und Linsen darin anbraten. Die Tomaten, 80 ml Brühe, den Oregano und das Lorbeerblatt hinzufügen, salzen und pfeffern. Zugedeckt ca. 8 Min. bei schwacher Hitze köcheln lassen. Gelegentlich umrühren und, falls nötig, zwischendurch etwas Brühe hinzufügen.

3. Das Basilikum waschen, bis auf einige Blättchen grob hacken. Das gehackte Basilikum unter den Sugo mischen. Die Nudeln kurz abtropfen lassen, mit dem Sugo und den übrigen Basilikumblättern garniert servieren.

▶ Klassiker

Tagliatelle mit Salbei und Tomaten

Für 2 Personen:
200 g Vollkorn-Tagliatelle
2–3 Knoblauchzehen
2 Stiele Salbei
2 EL Olivenöl
250 g Tomaten (aus der Dose)
Salz, schwarzer Pfeffer

Zubereitungszeit: ca. 15 Min.

1. In einem Topf Wasser aufkochen, leicht salzen und die Vollkorn-Tagliatelle darin nach Packungsanweisung »al dente« kochen. Die Nudeln in ein Sieb abgießen und abtropfen lassen.

2. Den Knoblauch schälen und in feine Scheiben schneiden. Den Salbei nur bei Bedarf waschen, die Blättchen fein schneiden.

3. 1 EL Öl in einer Pfanne erhitzen und den Knoblauch 2 Min. bei mittlerer Hitze darin andünsten. Die Hälfte des Salbeis und die Dosentomaten dazugeben. Alles miteinander verrühren und ca. 5 Min. bei mittlerer Hitze kochen lassen.

4. Das restliche Öl in einer anderen Pfanne erhitzen, die Vollkorn-Tagliatelle darin kurz durchschwenken und mit dem restlichen Salbei würzen. Die Sauce darüber gießen, nochmals abschmecken und anrichten.

▶ mediterran

Vollkorn-Spaghetti »Sicilia«

Für 2 Personen:
1 rote Chilischoten
½ Bund Petersilie
8 Knoblauchzehen
30 g Anchovisfilets (aus der Dose)
80 ml Olivenöl + 1 EL Olivenöl
Salz
30 g Kapern (aus dem Glas)
180 g Vollkorn-Spaghetti

Zubereitungszeit: ca. 15 Min.

1. Die Chilischote waschen, längs halbieren, entkernen und klein schneiden. Die Petersilie waschen, trockenschütteln und fein schneiden. Den Knoblauch schälen.

2. 4 Knoblauchzehen zusammen mit der Chilischote, den Anchovis und der Petersilie im Mixer pürieren. Nach und nach das Olivenöl dazugießen, bis eine dickflüssige Creme entsteht. Bei Bedarf mit Salz abschmecken.

3. In einem Topf Wasser aufkochen, leicht salzen und die Spaghetti darin nach Packungsanweisung »al dente« kochen.

4. Inzwischen die restlichen Knoblauchzehen in dünne Scheiben schneiden. 1 EL Olivenöl in einer Pfanne erhitzen und die Knoblauchscheiben darin bei schwacher Hitze glasig anbraten. Nach ca. 4 Min. die Kapern zugeben und kurz

erhitzen. Die Nudeln in ein Sieb abgießen, kurz abtropfen lassen und zur Knoblauch-Kapern-Mischung geben. Die pürierte Creme hinzufügen, alles gut vermischen und sofort servieren.

▶ würzig

Vollkorn-Linguine mit Brokkoli (Foto)

Für 2 Personen:
200 g Vollkorn-Linguine
500 g Brokkoli
6 getrocknete, in Öl eingelegte Tomaten
50 g Pecorino
2 EL Olivenöl
Salz, schwarzer Pfeffer

Zubereitungszeit: ca. 15 Min.

1. In einem Topf Wasser aufkochen, leicht salzen und die Vollkorn-Linguine darin nach Packungsanweisung »al dente« kochen. In ein Sieb abgießen und abtropfen lassen.

2. Inzwischen den Brokkoli in Röschen teilen und in Salzwasser in 4–5 Min. bissfest kochen. Die Tomaten abtropfen lassen und in Streifen schneiden und den Pecorino hacken oder grob raspeln.

3. Das Öl in einer großen Pfanne erhitzen. Die Linguine darin kurz durchschwenken, getrocknete Tomaten und Brokkoli zugeben und mit Salz und Pfeffer würzen. Mit dem Pecorino bestreut servieren.

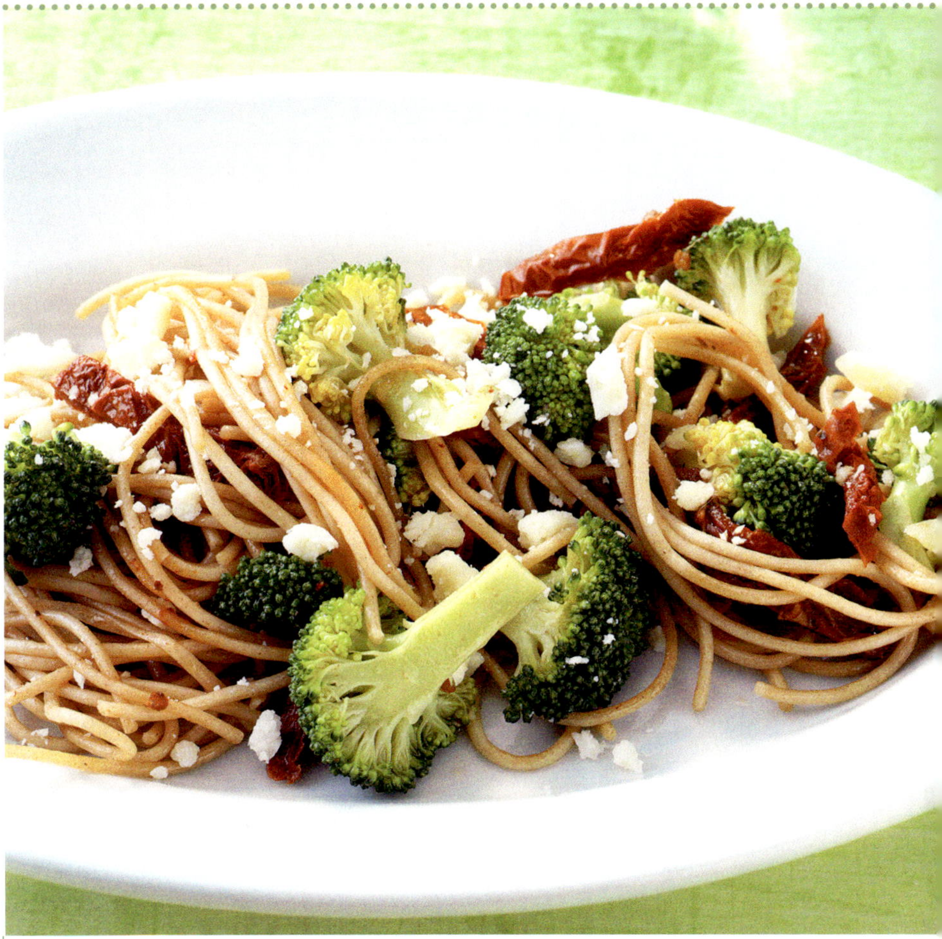

Steigen Sie konsequent auf Vollkornnudeln um. Mit Tomaten, würzigem Käse und bissfestem Gemüse schmecken sie mindestens ebenso gut wie die Herkömmlichen.

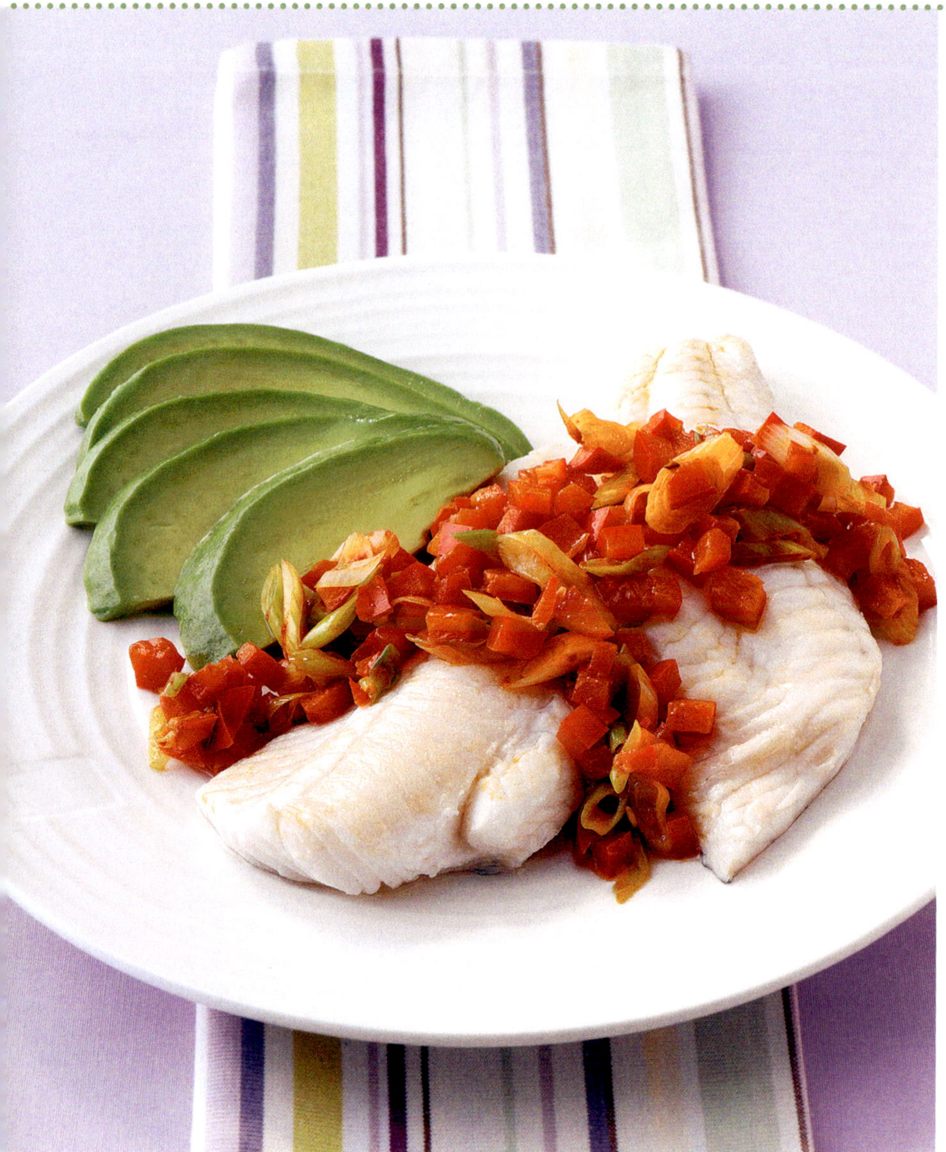

Fisch sollte künftig regelmäßig auf Ihrem Speiseplan stehen. Er enthält wertvolle Fettsäuren, die Ihrem Körper gut tun.

▶ edel und farbenfroh

Zitronenscholle (Foto)

Für 2 Personen:
400 g frische Schollenfilets
ca. 6 EL Zitronensaft
2 rote Paprikaschoten
2 Frühlingszwiebeln
100 ml Gemüsebrühe
1 Glas Weißwein (ersatzweise weitere Brühe)
1 Avocado, 1 EL Olivenöl
Salz, weißer Pfeffer
3 EL Tomatenmark
1 Zitrone, 3 EL Maiskeimöl

Zubereitungszeit: ca. 25 Min.

1. Die Schollenfilets kalt abspülen, trockentupfen und mit 3–4 EL Zitronensaft beträufeln. Die Paprikaschoten waschen, halbieren, Trennwände und Kerne entfernen und die Hälften fein würfeln. Die Frühlingszwiebeln putzen und in Ringe schneiden. Beides in einer Schüssel miteinander vermischen.

2. Die Gemüsebrühe in einer Pfanne aufkochen lassen, den Weißwein zugießen, die Schollenfilets einlegen und bei mittlerer Hitze in ca. 5 Min. dünsten. Die Avocado halbieren, entsteinen, schälen und in Spalten schneiden. Sofort mit etwas Zitronensaft beträufeln.

3. Das Olivenöl in einer Pfanne erhitzen. Die Paprika-Zwiebel-Mischung darin ca. 2 Min. anbraten. Mit Salz und Pfeffer würzen und mit Tomatenmark abschmecken.

4. Die Zitrone auspressen, mit dem Maiskeimöl, Salz und weißem Pfeffer vermischen. Über die Schollenfilets träufeln. Das Gemüse und die Avocadospalten dazu anrichten.

▶ mit feinem Gemüse

Schollenröllchen

Für 2 Personen:
80 g fettarmer Frischkäse
½ EL gehackte Petersilie
½ TL fein gehackte unbehandelte Limettenschale
300 g Schollenfilets (ohne Haut)
Salz, schwarzer Pfeffer
1 kleine Schalotte, 1 Möhre
1 Zucchino, 50 g Champignons
1 EL Olivenöl
1 EL Schnittlauchröllchen
1 geviertelte Limette
Außerdem:
Holzzahnstocher, Alufolie

Zubereitungszeit: ca. 25 Min.

1. Den Backofen auf 180° vorheizen. Frischkäse, Petersilie, Limettenschale und 1 EL Wasser verrühren. Die Schollenfilets abwaschen, trockentupfen, salzen und pfeffern. Mit der Füllung bestreichen, aufrollen und mit Zahnstochern feststecken. Die Fischröllchen nebeneinander in eine kleine ofenfeste Form legen und mit Alufolie bedecken. Im heißen Backofen (Mitte, Umluft 160°) ca. 20 Min. garen.

2. Inzwischen die Schalotte schälen und klein würfeln. Möhre und Zucchino putzen, waschen und ebenfalls klein würfeln. Die Champignons putzen und in Scheiben schneiden. Das Olivenöl erhitzen. Das Gemüse darin in 2–3 Min. bissfest braten, salzen und pfeffern. Die Schollenröllchen auf dem Gemüse anrichten. Mit Schnittlauch und Limettenvierteln garnieren.

▶ gelingt leicht

Indonesische Fischschnitte

Für 2 Personen:
2 Fischfilets (à 120 g, z. B. Kabeljau oder Rotbarsch)
1 EL Zitronensaft, Salz
200 g Möhren, 1 Stange Lauch
100 g Sojabohnensprossen
1 EL Rapsöl, 4 EL Sojasauce

Zubereitungszeit: ca. 20 Min.

1. Die Fischfilets kalt abspülen, trockentupfen, mit Zitronensaft beträufeln und salzen. Die Möhren und den Lauch putzen, waschen und in streichholzförmige Stifte bzw. Streifen schneiden. Die Sprossen in einem Sieb kalt abbrausen und abtropfen lassen.

2. Das Öl in einer Pfanne erhitzen und das Gemüse darin anbraten. Salz, Sojasauce und etwas Wasser dazugeben und aufkochen lassen. Die Fischfilets auf das Gemüse legen und zugedeckt 6–8 Min. dämpfen.

TIPP

BEILAGE

Wenn Sie viel Hunger haben, dürfen Sie zur Indonesischen Fischschnitte in der 1. Feierabend-Diät-Woche pro Person 75 g Naturreis essen, den sie in Salzwasser garen und mit einer Prise Currypulver würzen.

▶ auch für Gäste

Steinbuttfilet mediterran

Für 2 Personen:
2–3 Schalotten (60 g)
1 Knoblauchzehe, 50 g Lauch
1 große Fleischtomate (150 g)
300 g Steinbuttfilet
etwas Zitronensaft
Salz, schwarzer Pfeffer
je ¼ Bund Basilikum und Thymian
1 EL Olivenöl
100 ml Gemüsebrühe

Zubereitungszeit: ca. 30 Min.

1. Schalotten und Knoblauch schälen und fein hacken. Den Lauch waschen und in feine Streifen schneiden. Die Tomate mit kochendem Wasser überbrühen, häuten, halbieren, entkernen und grob würfeln. Die Steinbuttfilets kalt abwaschen und trockentupfen. Mit Zitronensaft beträufeln, salzen und pfeffern. Die Kräuter waschen, trockenschütteln und hacken.

2. Das Olivenöl in einer Pfanne erhitzen. Schalotten und Knoblauch darin glasig anbraten. Die Lauchstreifen hinzufügen und 2–3 Min. mitbraten. Tomatenwürfel und Thymian zugeben und kurz aufkochen lassen.

3. Die Fischfilets auf das Gemüse setzen und die Brühe angießen. Zugedeckt 5–8 Min. dünsten. Mit Salz und Pfeffer würzen und mit dem Basilikum bestreut servieren.

▶ herzhaft

Gedünstete Schollenfilets

Für 2 Personen:
1 Zwiebel, 2 Lorbeerblätter
2 Gewürznelken
100 g Graupen, ½ l Gemüsebrühe
½ Stange Lauch, 1 Möhre
1 kleine Stange Staudensellerie
300 g Schollenfilets
1 EL Zitronensaft
Salz, schwarzer Pfeffer
1 EL Rapsöl, 2 Kirschtomaten

Zubereitungszeit: ca. 35 Min.

1. Die Zwiebel schälen und halbieren. Die Lorbeerblätter mit den Gewürznelken darauf feststecken. Die Graupen waschen und in der Gemüsebrühe mit den gespickten Zwiebelhälften in 20–30 Min. weich kochen.

2. Inzwischen Lauch, Möhre und Sellerie waschen, schälen und in kleine Würfel schneiden. Die Schollenfilets kalt abspülen, trockentupfen, mit Zitronensaft beträufeln.

3. Das Gemüse unter die Graupen mischen, mit Salz und Pfeffer würzen und gar ziehen lassen. Die Schollenfilets salzen und pfeffern. Das Öl in einer Pfanne erhitzen, die Fischfilets darin von jeder Seite ca. 2 Min. braten.

4. Die Gemüsegraupen mit Salz und Pfeffer abschmecken. Mit den Schollenfilets und Kirschtomaten garnieren.

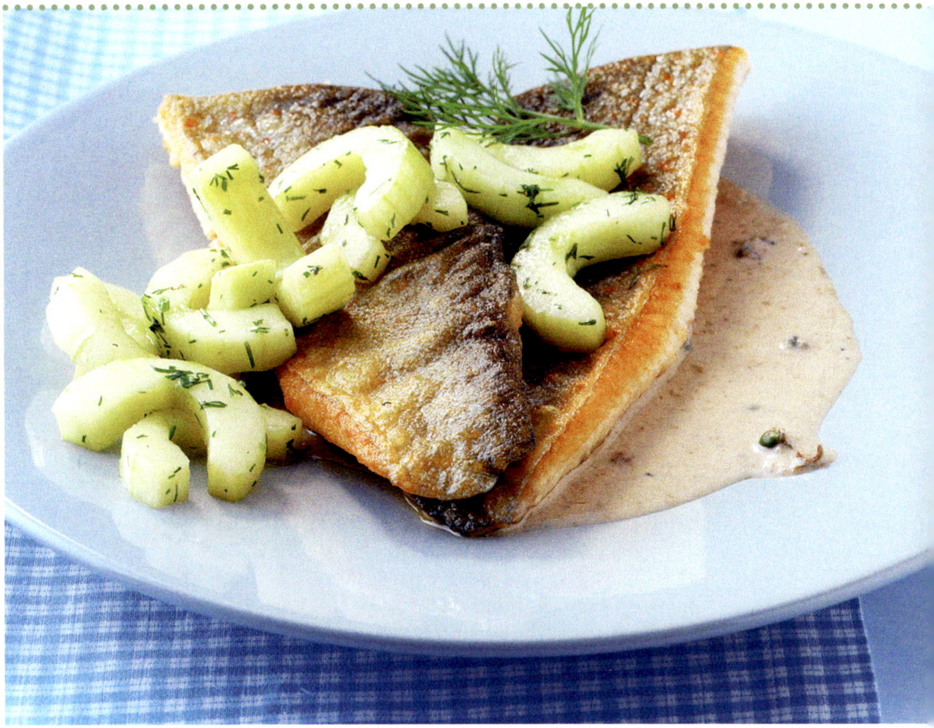

▶ mit feiner Schärfe

Saibling mit grüner Pfeffersauce (Foto)

Für 2 Personen:
4 Saiblingsfilets (mit Haut, je 80 g)
1 kleine Salatgurke
1 Schalotte
1 Zweig Dill
1 TL grüner Pfeffer (aus dem Glas)
2 EL Rapsöl
100 ml Weißwein (ersatzweise Gemüsebrühe)
½ TL Maismehl
Salz, schwarzer Pfeffer
etwas Zitronensaft
Mehl zum Bestäuben
1 EL Olivenöl zum Braten
100 g Magerjoghurt

Zubereitungszeit: ca. 40 Min.

1. Die Saiblingsfilets kalt abwaschen und trockentupfen. Die Gurke waschen, schälen, längs habieren, entkernen und ca. 1 cm dicke Halbmonde schneiden. Die Schalotte schälen und fein würfeln. Den Dill waschen, trockenschütteln und fein hacken. Die Pfefferkörner im Mörser zerreiben.

2. 1 EL Rapsöl in einem kleinen Topf erhitzen. Die Schalotte darin ca. 3 Min. glasig dünsten. Mit 80 ml Weißwein ablöschen, aufkochen lassen und 10 Min. bei schwacher Hitze köcheln lassen. Das Maismehl mit dem restlichen Weißwein glatt rühren, in die Sauce einrühren und weitere 5 Min. köcheln lassen.

3. Das restliche Rapsöl in einem Topf erhitzen, die Gurken darin 3 Min. andünsten, salzen und pfeffern. Vom Herd nehmen, den Dill unterrühren.

4. Die Fischfilets mit Salz, Pfeffer und Zitronensaft würzen und mit etwas Mehl bestäuben. Das Olivenöl in einer Pfanne erhitzen. Die Saiblingsfilets auf der Hautseite in ca. 3 Min. kross braten, wenden, vom Herd nehmen und den Fisch 3 Min. ziehen lassen.

5. Den Joghurt in die Sauce rühren, mit dem Pürierstab aufmixen und mit Salz, Pfeffer und grünem Pfeffer würzen. Zu dem Gemüse und dem Fisch servieren.

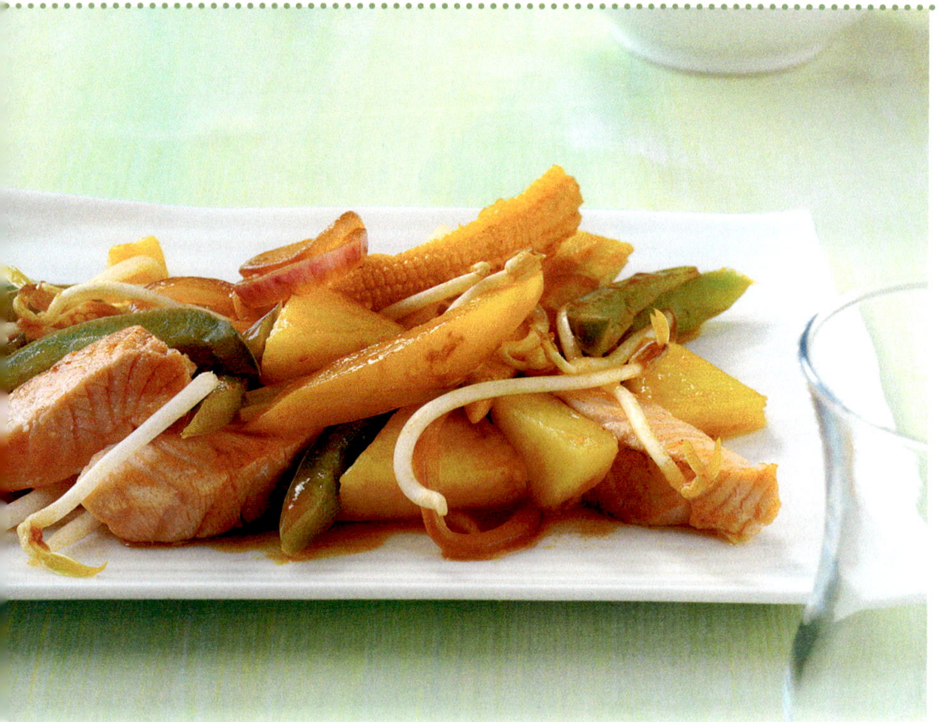

▶ süß-sauer

Lachs mit Ananas (Foto)

Für 2 Personen:
50 g Babymaiskolben
1 rote Zwiebel
je 1 gelbe und grüne Paprikaschote
100 g frische Ananas
50 g Bohnensprossen
250 g Lachsfilet
1 TL edelsüßes Paprikapulver
1 EL Sonnenblumenöl
1 TL Tomatenmark
1 EL Sojasauce
1 EL Reiswein, 1 TL Speisestärke

Zubereitungszeit: ca. 25 Min.

1. Die Maiskolben längs halbieren. Die Zwiebel schälen und in Scheiben schneiden. Die Paprikaschoten waschen, halbieren, weiße Trennwände und Kerne entfernen und die Hälften in Streifen schneiden. Die Ananas in Stücke schneiden. Die Sprossen in ein Sieb geben, kalt abbrausen und gut abtropfen lassen. Das Lachsfilet kalt abwaschen, trockentupfen und in Streifen schneiden. Mit dem Paprikapulver bestäuben.

2. Das Öl im Wok (oder einer Pfanne) erhitzen. Zwiebel, Mais und Paprikastreifen darin 5 Min. unter Rühren anbraten. Lachsstreifen und Ananasstücke dazugeben und 5–8 Min. garen. Die Sprossen zufügen und alles gut miteinander vermengen.

3. Tomatenmark, Sojasauce, Reiswein und Speisestärke in einer Schüssel verrühren und die Mischung in den Wok geben. Alles kurz aufkochen lassen, bis die Sauce leicht eindickt. Den Lachs mit Ananas auf vorgewärmte Teller geben und sofort servieren.

▶ asiatisch

Tunfisch mit Gemüse

Für 2 Personen:
1 Möhre
1 kleine Schalotte
100 g Babymaiskolben
100 g Zuckerschoten

1 unbehandelte Orange
250 g frischer Tunfisch
2 EL Maiskeimöl
2 EL Fischsauce
2 EL Reiswein
1 TL Speisestärke

Zubereitungszeit: ca. 15 Min.

1. Die Möhre putzen und in dünne Streifen schneiden. Die Schalotte schälen und in Scheiben schneiden. Die Maiskölbchen längs halbieren. Die Zuckerschoten waschen und abtropfen lassen. Die Orange heiß abwaschen und abtrocknen. Ca. 1/2 TL Schale abreiben, den Saft auspressen.

2. Den Tunfisch kalt abwaschen, trockentupfen und in dünne Streifen schneiden.

3. Das Öl im Wok (oder einer Pfanne) erhitzen. Schalotte, Möhre, Maiskölbchen und Zuckerschoten darin 5 Min. unter Rühren anbraten.

4. Den Tunfisch dazugeben und 2–3 Min. mitbraten, bis das Fischfleisch fest ist. Fischsauce, Orangensaft und -schale, Reiswein und Speisestärke miteinander verrühren und dazugeben. Kurz aufkochen lassen, bis die Sauce leicht eindickt. Den Tunfisch mit Gemüse auf vorgewärmten Tellern mit einem einfachen grünen Salat servieren.

Variante: Sie können anstelle von Tunfisch auch jeden anderen festfleischigen Fisch wie z. B. Schwertfisch oder Seeteufel auf diese Weise zubereiten.

▶ leicht scharf

Schwertfischsteaks mit Kapernäpfeln

Für 2 Personen:
50 g Kapernäpfel (aus dem Glas)
5 Stiele krause Petersilile
1 kleine rote Chilischote
200 g kleine Eiertomaten
2 Schwertfischsteaks (à 200 g)
Salz, schwarzer Pfeffer
4 EL Olivenöl
1 TL abgeriebene unbehandelte Zitronenschale

Zubereitungszeit: ca. 15 Min.

1. Die Kapernäpfel abtropfen lassen. Die Petersilie waschen, trockenschütteln und fein schneiden. Die Chilischote waschen, putzen und fein würfeln. Die Tomaten waschen. Die Schwertfischsteaks kalt abspülen, trockentupfen und auf beiden Seiten salzen und pfeffern.

2. 2 EL Öl in einer Pfanne erhitzen. Die Eiertomaten darin anbraten, bis sie leicht aufplatzen und mit einer Gabel etwas zerdrücken. Kapernäpfel, Chili, Petersilie und Zitronenschale zugeben und gut untermischen, mit Salz und Pfeffer würzen.

3. In einer anderen Pfanne das restliche Öl erhitzen und die Schwertfischsteaks darin von jeder Seite 3 Min. anbraten. Mit den Tomaten und den Kapernäpfeln auf Tellern anrichten. Eventuell einen Salat dazu reichen.

▶ mediterran

Seeteufel mit Sardellen

Für 2 Personen:
1 Zwiebel, 1 Knoblauchzehe
5 EL Olivenöl
1 EL Tomatenmark
1 Dose geschälte Tomaten (400 g)
Salz, 1 Prise Zucker
Cayennepfeffer
3 Sardellen (aus dem Glas)
1 kleiner Zweig Rosmarin
1 küchenfertiger Seeteufel (ohne Kopf, ca. 600 g)
1 EL Zitronensaft
schwarzer Pfeffer

Zubereitungszeit: ca. 45 Min.
Garzeit: 20–25 Min.

1. Zwiebel und Knoblauch schälen und fein würfeln. 2 EL Öl in einem Topf erhitzen, beides darin glasig anbraten. Das Tomatenmark einrühren, ca. 2 Min. mitbraten. Tomaten zufügen und mit einem Kochlöffel zerdrücken. Mit Salz, Zucker und Cayennepfeffer würzen und bei mittlerer Hitze ca. 10 Min. einkochen, gelegentlich umrühren.

2. Inzwischen die Sardellen kalt abspülen und in Stücke schneiden. Die Rosmarinnadeln abzupfen und hacken. Den Fisch kalt abwaschen, trockentupfen, mit Zitronensaft beträufeln und mit Salz und reichlich Pfeffer würzen. Mit Sardellen und Rosmarinnadeln bestreuen. Den Backofen auf 200° vorheizen.

3. Die Tomatensauce in eine flache Auflaufform gießen, den Fisch einlegen. Mit dem restlichen Olivenöl beträufeln und im heißen Ofen (Mitte, Umluft 180°) 20–25 Min. garen.

▶ würzig

Scampi mit Tomaten

Für 2 Personen:
150 g Tomaten
½ Zwiebel, 1 Knoblauchzehe
1 Bund glatte Petersilie
20 g Kapern (aus dem Glas)
1 Cornichon (aus dem Glas)
2 EL Olivenöl
1 TL Tomatenmark
Salz, schwarzer Pfeffer
250 g Scampi (ohne Schale, entdarmt)
Mehl zum Wenden
1 EL Butter
1 Spritzer Worcestershiresauce
Saft von ½ Zitrone

Zubereitungszeit: ca. 25 Min.

1. Die Tomaten überbrühen, häuten, entkernen und klein schneiden. Die Zwiebel und den Knoblauch schälen und fein würfeln. Die Petersilie waschen, trockenschütteln und fein schneiden. Kapern und Cornichon klein würfeln.

2. 1 EL Öl in einer Pfanne erhitzen. Zwiebel und Knoblauch darin glasig anbraten. Tomatenwürfel und -mark zugeben und einkochen lassen, salzen und pfeffern.

3. Die Scampi salzen, pfeffern und im Mehl wenden, überschüssiges Mehl abklopfen. Im restlichen Öl portionsweise in 4–5 Min. goldbraun braten, herausnehmen. Das Öl aus der Pfanne abgießen. Die Butter darin zerlassen, die Petersilie darin kurz anbraten.

4. Die Scampi mit den Kapern und Cornichons bestreuen, mit Worcestershiresauce würzen. Die Tomatensauce darüber gießen, mit dem Zitronensaft beträufeln und mit der Petersilienbutter begießen.

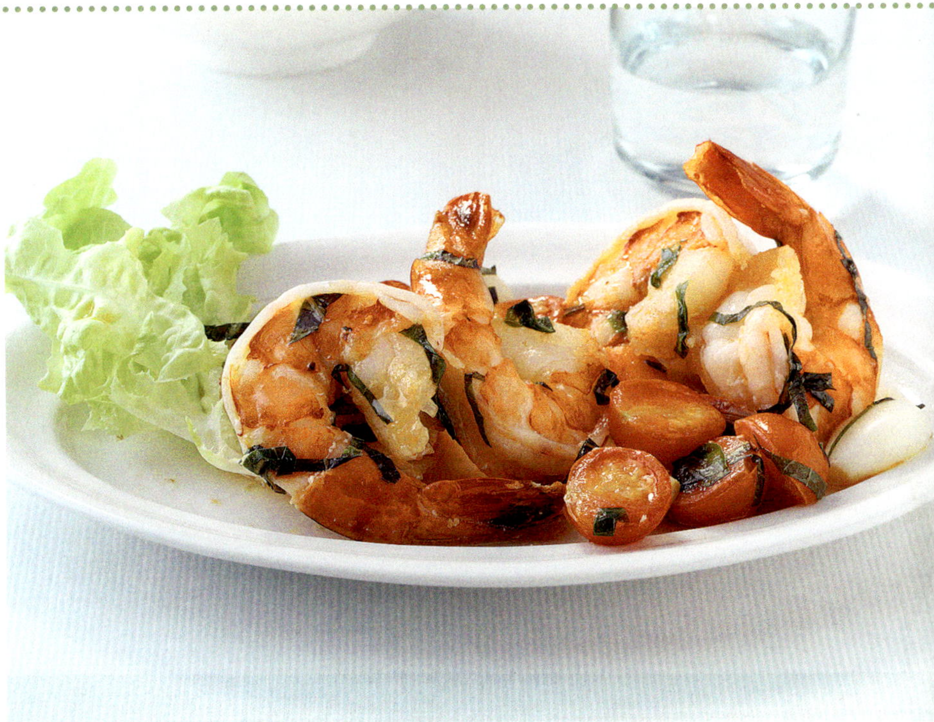

▶ Klassiker

Riesencrevetten mit Knoblauch (Foto)

Für 2 Personen:
10 Riesencrevetten (ca. 250 g)
Salz, weißer Pfeffer
6 Knoblauchzehen
2 EL Milch, 80 ml Gemüsebrühe
6 Kirschtomaten
½ Bund Basilikum
2 EL Olivenöl
schwarzer Pfeffer

Zubereitungszeit: ca. 18 Min.

1. Die Crevetten schälen und den Darmfaden entfernen. Mit Salz und weißem Pfeffer würzen.

2. Den Knoblauch schälen. Die Milch mit 2 EL Gemüsebrühe in einem kleinen Topf aufkochen lassen. Die Knoblauchzehen darin ca. 5 Min. bei schwacher Hitze garen. Durch ein Sieb abgießen und abtropfen lassen.

3. Inzwischen die Kirschtomaten waschen. Das Basilikum waschen und trockenschütteln, die Blätter in feine Streifen schneiden.

4. Das Öl in einer Pfanne erhitzen und die Crevetten darin von beiden Seiten anbraten. Die Kirschtomaten und die weichen Knoblauchzehen zugeben und kurz mitdünsten. ⅔ des Basilikums einstreuen und die restliche Brühe angießen. Die Crevetten in ca. 5 Min. gar ziehen lassen. Mit Salz, Pfeffer und dem restlichen Basilikum würzen, mit einem Salat anrichten und servieren.

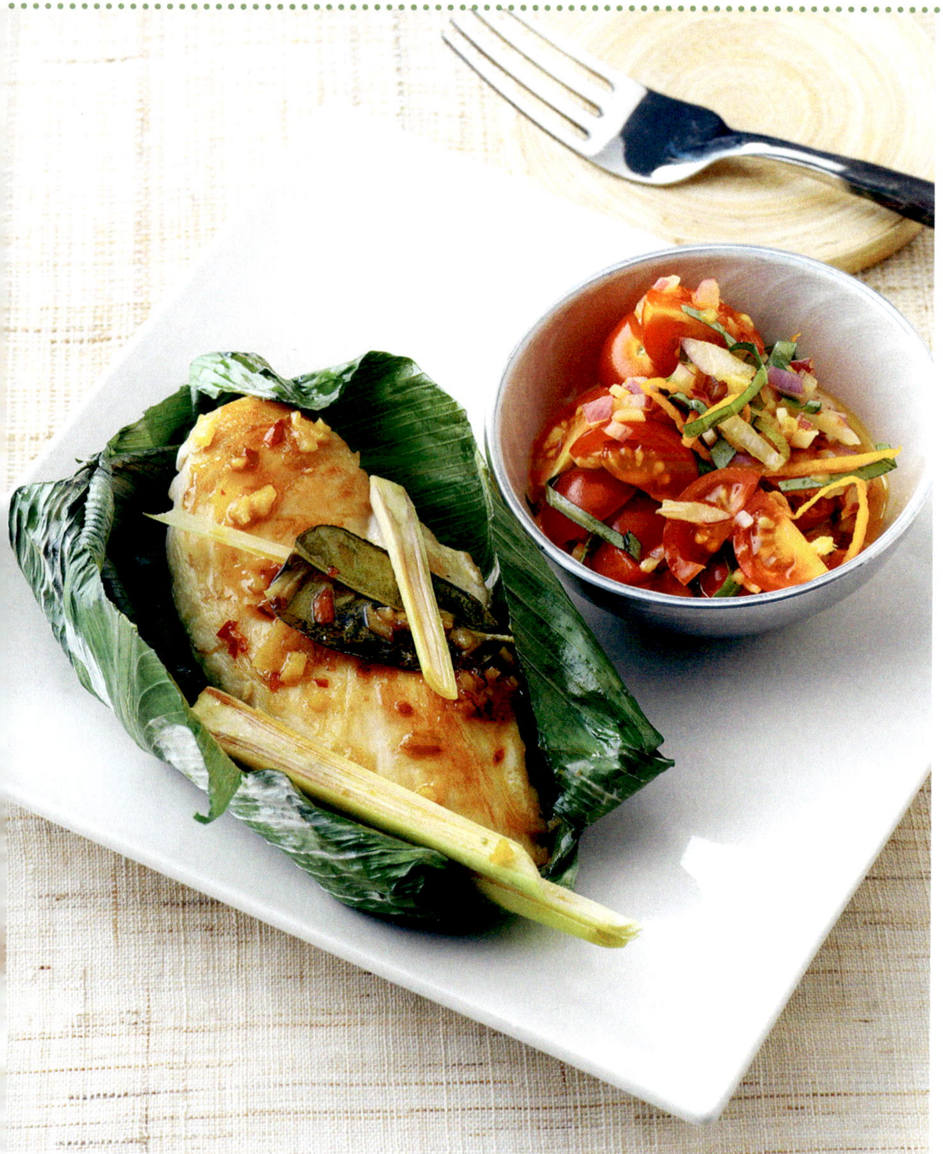

Hähnchen- und Putenfleisch sind fett- und kalorienarm, daher ideal für leichte Gerichte, die Sie dennoch mit wichtigen Nährstoffen versorgen.

▶ thailändisch inspiriert

Hähnchen im Bananenblatt (Foto)

Für 2 Personen:
1 große unbehandelte Orange
4 Stängel Zitronengras (Asienladen)
2 Knoblauchzehen
1 Stück frischer Ingwer (ca. 1 cm)
1 rote Chilischote
2 Hähnchenbrustfilets (à ca. 175 g, ohne Haut)
Salz, 1 EL Olivenöl
4 Kaffirlimettenblätter (Asienladen)
150 g frische Bananenblätter (Asienladen)
½ unbehandelte Limette
1 rote Zwiebel
150 g Kirschtomaten
4 Basilikumblätter
1 TL brauner Zucker
1 EL mittelscharfer Senf
Außerdem:
Raffiabänder oder Küchengarn
Backpapier für das Blech

Zubereitungszeit: ca. 40 Min.

1. Die Orange heiß abwaschen und von der Schale 8 dünne Zesten abreißen. Den Saft auspressen (sollte ca. 200 ml Saft ergeben).

2. Das Zitronengras erst quer und dann längs halbieren. Knoblauch und Ingwer schälen und fein hacken. Die Chilischote waschen, putzen und fein würfeln. Die Hähnchenbrustfilets kalt abwaschen, trockentupfen und salzen.

3. Das Öl in einer Pfanne erhitzen. Die Hähnchenbrustfilets darin auf jeder Seite 2 Min. anbraten. Herausnehmen. Ingwer, Knoblauch und Chili darin anbraten, Kaffirlimettenblätter, Orangenschale und -saft dazugeben und alles dickflüssig einkochen lassen.

4. Den Backofen auf 200° vorheizen. Die Bananenblätter in 2 Stücke à 40 × 25 cm schneiden, feucht abwischen. Je 1 Hähnchenfilet mit Zitronengras auf die helle Blattseite legen und mit je 1/4 des eingekochten Orangensafts beträufeln, den Rest beiseite stellen. Zu festen Päckchen wickeln und mit Raffiaband zusammenbinden. Auf ein mit Backpapier belegtes Blech legen, mit wenig Wasser besprühen und im Backofen (unten, Umluft 180°) 25 Min. garen.

5. Inzwischen die Limette heiß abwaschen und abtrocknen. Von der Schale 4 Zesten abreißen, 4 EL Saft auspressen. Zwiebel schälen und fein würfeln. Tomaten waschen und vierteln. Basilikumblätter fein schneiden. Limettensaft und -zesten mit Zucker, Salz, Senf und dem restlichen eingekochten Orangensaft verrühren. Zwiebel, Tomaten und Basilikum untermischen und zum Hähnchen servieren.

▶ gelingt leicht

Hähnchen mit Spinat

Für 2 Personen:
700 g Spinat
3 Knoblauchzehen
1 Schalotte
1 unbehandelte Zitrone
2 Hähnchenbrustfilets (à ca. 160 g, ohne Haut)
Salz, weißer Pfeffer
2 EL Olivenöl
2 EL gehackte Petersilie
etwas gemahlener Kardamom

Zubereitungszeit: ca. 22 Min.

1. Den Spinat waschen, verlesen, große Blätter grob schneiden und in einem Sieb abtropfen lassen. Knoblauch und Schalotte schälen und in dünne Scheiben schneiden. Die Zitrone heiß abwaschen, von der Schale schmale Zesten abreißen und fein hacken, den Saft auspressen.

2. Die Hähnchenbrustfilets kalt abspülen, trockentupfen, leicht salzen und pfeffern. 1 EL Öl in einer Pfanne erhitzen. Das Fleisch darin in ca. 10 Min. von beiden Seiten braten. Herausnehmen und warm halten. 1/3 des Knoblauchs in der gleichen Pfanne anbraten, 1 EL Wasser, Zitronenschale und -saft zugeben und kurz aufkochen lassen. Die Petersilie einrühren und mit Salz, Pfeffer und etwas Kardamom pikant abschmecken. Über die Hähnchenbrustfilets verteilen.

3. Das restliche Öl in der Pfanne erhitzen, Schalotten und restlichen Knoblauch darin glasig anbraten. Den Spinat zugeben, kurz darin wenden, bis er zusammenfällt. Mit Salz, Pfeffer und Kardamom abschmecken. Die Hähnchenbrustfilets mit dem Spinat auf vorgewärmten Tellern anrichten.

▶ schnell gemacht

Hähnchen mit grünem Gemüse

Für 2 Personen:
250 g Hähnchenbrustfilet (ohne Haut)
1 Knoblauchzehe
½ grüne Paprikaschote
60 g Zuckerschoten
3 Frühlingszwiebeln
100 g Weißkohlblätter
1 EL Sonnenblumenöl
80 g gelbe Bohnensauce (Asienladen)
30 g geröstete Cashewkerne

Zubereitungszeit: ca. 20 Min.

1. Das Hähnchenbrustfilet kalt abspülen, trockentupfen und in schmale Streifen schneiden. Den Knoblauch schälen und durchpressen. Die Paprikahälfte waschen, putzen und in Streifen schneiden. Die Zuckerschoten waschen und abtropfen lassen. Die Frühlingszwiebeln putzen und klein schneiden. Die Kohlblätter waschen und in Streifen schneiden.

2. Das Öl im Wok (oder einer Pfanne) erhitzen. Erst das Fleisch, dann den Knoblauch darin in ca. 5 Min. kross anbraten. Zuckerschoten, Frühlingszwiebeln, Paprika und Kohl dazugeben und in ca. 5 Min. bissfest garen.

3. Die Bohnensauce unterrühren und 2 Min. mitgaren. Die Cashewkerne grob hacken und darüber streuen. Auf vorgewärmte Teller verteilen und sofort servieren.

▶ fruchtig

Putengeschnetzeltes mit Ananas

Für 2 Personen:
300 g Putenbrust
1 Stück frischer Ingwer (ca. 2 cm)
1 Knoblauchzehe
4 EL Sojasauce
Salz, schwarzer Pfeffer
Chilipulver
4 Scheiben frische Ananas (ca. 200 g)
150 g frische Bohnenkeime
1 Bund Schnittlauch
2 EL Erdnussöl

Zubereitungszeit: ca. 12 Min.
Marinierzeit: falls möglich, 1 Std.

1. Die Putenbrust waschen, trockentupfen und in Streifen schneiden. Den Ingwer schälen und fein würfeln. Die Knoblauchzehe schälen und durchpressen. Alles in eine Porzellanschüssel geben. 2 EL Sojasauce, Salz, Pfeffer und 1 Msp. Chilipulver darüber geben und alles gut vermischen. Wenn Sie genügend Zeit haben, für 1 Std. zugedeckt kalt stellen.

2. Die Ananas putzen und in kleine Stücke schneiden. Die Bohnenkeime kalt abbrausen und abtropfen lassen. Den Schnittlauch waschen und in Röllchen schneiden.

3. Das Öl in einer Pfanne erhitzen. Das Fleisch darin kurz von allen Seiten anbraten. Ananas und Bohnenkeime dazugeben und alles gut

vermischen. Mit der restlichen Sojasauce, Salz und Pfeffer würzen und nach Belieben mit Chilipulver abschmecken. Mit Schnittlauch bestreut anrichten, dazu Reis servieren.

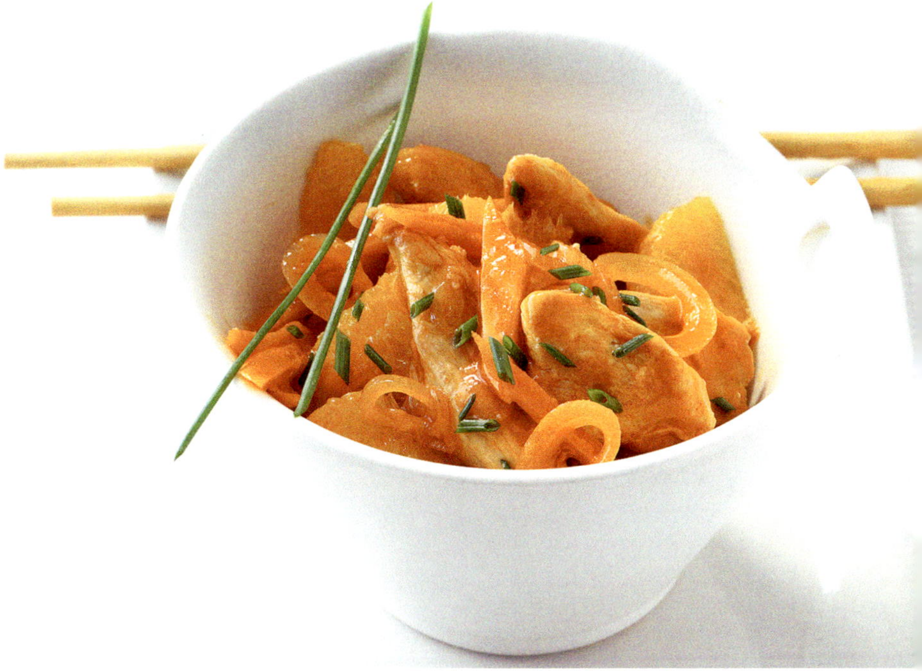

▶ exotisch

Ingwer-Orangen-Hähnchen (Foto)

Für 2 Personen:
1 kleine Zwiebel
1 Möhre
1 Knoblauchzehe
1 Stück frischer Ingwer (ca. 3 cm)
200 g Hähnchenbrustfilet
1 EL Sonnenblumenöl
½ TL gemahlener Ingwer
2 EL süßer Sherry
1 TL Tomatenmark
50 ml Orangensaft
½ TL Speisestärke
½ Orange
1 EL Schnittlauchröllchen

Zubereitungszeit: ca. 20 Min.

1. Die Zwiebel schälen und in Scheiben schneiden. Die Möhre waschen, putzen und in Stifte schneiden. Die Knoblauchzehe schälen und durchpressen. Den Ingwer schälen und fein raspeln.

2. Das Hähnchenbrustfilet kalt abspülen, trockentupfen und mit einem scharfen Messer in schmale Streifen schneiden.

3. Das Öl im Wok (oder einer Pfanne) erhitzen. Zwiebel, Möhre und Knoblauch darin bei starker Hitze unter ständigem Rühren 3 Min. braten. Das Fleisch, frischen und gemahlenen Ingwer dazugeben, ca. 10 Min. unter Rühren garen, bis das Fleisch goldbraun ist.

4. Inzwischen Sherry, Tomatenmark, Orangensaft und Speisestärke in einer Schüssel verrühren. In den Wok geben und aufkochen lassen, bis die Sauce leicht eindickt.

5. Die Orangenhälfte schälen, in Spalten teilen und vorsichtig unterheben. Das Ingwerhähnchen in vorgewärmte Schalen verteilen und mit dem Schnittlauch garnieren.

▶ auch für Gäste

Hähnchenbrust auf Feigensauce

Für 2 Personen:
1 Stange Staudensellerie
1 Apfel
2 Hähnchenbrustfilets (à ca. 160 g, ohne Haut)
Salz, weißer Pfeffer
1 EL Rapsöl
2 Schalotten
2 frische Feigen
1 EL Olivenöl
100 ml Gemüsebrühe
1 Prise Zimt
etwas Honig (nach Belieben)

Zubereitungszeit: ca. 30 Min.

1. Den Staudensellerie putzen, waschen und in feine Scheiben schneiden. Den Apfel schälen, das Kerngehäuse entfernen, das Fruchtfleisch fein würfeln.

2. Die Hähnchenbrustfilets kalt abwaschen, trockentupfen und mit Salz und Pfeffer würzen. Das Rapsöl in einer Pfanne erhitzen und die Hähnchenbrustfilets darin von allen Seiten ca. 15 Min. bei mittlerer Hitze braten. Herausnehmen und warm stellen.

3. Inzwischen die Schalotten schälen und fein würfeln. Die Feigen schälen und fein würfeln. Das Olivenöl erhitzen, die Schalotten darin bei mittlerer Hitze glasig anbraten. Mit der Brühe ablöschen. Die gewürfelten Feigen zugeben und alles ca. 5 Min. leicht kochen lassen. Die Feigensauce mit Salz, Pfeffer, Zimt und wenig Honig abschmecken. Die Hähnchenbrustfilets in Scheiben schneiden und mit der Feigensauce auf zwei Tellern anrichten.

▶ mediterran

Zitronenhähnchenbrust

Für 2 Personen:
2 Hähnchenbrustfilets (à ca. 160 g, ohne Haut)
1 EL Vollkornmehl
2 EL Olivenöl
4–5 Salbeiblätter, Salz
Saft von 1 ½ Zitronen
1 Rosmarinzweig
bei Bedarf etwas Gemüsebrühe

Zubereitungszeit: ca. 30 Min.

1. Die Hähnchenbrustfilets kalt abspülen und trockentupfen, etwas flach klopfen und in dem Mehl wenden.

2. Das Öl in einer Pfanne erhitzen und das Fleisch darin von beiden Seiten in ca. 4 Min. goldbraun anbraten. Die Salbeiblätter hinzufügen, salzen und die Hitze reduzieren.

3. Das Fleisch mit dem Zitronensaft übergießen, den Rosmarinzweig zugeben und offen ca. 15 Min. schmoren lassen. Falls der Bratfond zu sehr einkocht, etwas Brühe zugeben.

▶ Klassiker

Hähnchenbrust mit Pilzen (Foto)

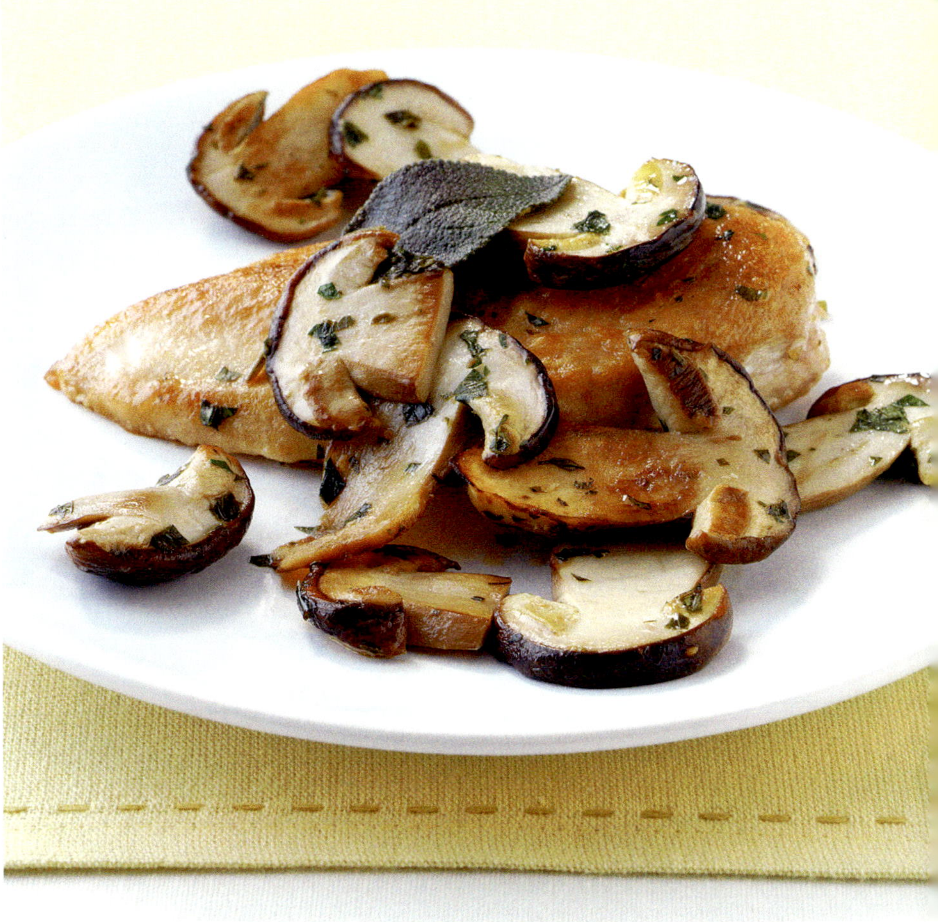

Für 2 Personen:
2 Hähnchenbrustfilets (à ca. 160 g, ohne Haut)
1 EL Vollkornmehl
2 EL Olivenöl
2 Salbeiblätter
1 EL Zitronensaft
200 g Steinpilze oder Champignons
1 Knoblauchzehe
1 EL fein gehackte Petersilie
1–2 EL Weißwein (ersatzweise Fleischbrühe)
2–3 EL Fleischbrühe
Salz, schwarzer Pfeffer

Zubereitungszeit: ca. 40 Min.

1. Die Hähnchenbrustfilets kalt abspülen und trockentupfen. Etwas flach klopfen und in dem Mehl wenden. 1 EL Öl in einer Pfanne erhitzen und das Fleisch darin von beiden Seiten in ca. 4 Min. goldbraun anbraten. Die Salbeiblätter hinzufügen, salzen und die Hitze reduzieren. Dann mit dem Zitronensaft beträufeln und 5 Min. offen bei schwacher Hitze dünsten.

2. Inzwischen die Pilze putzen, trocken abreiben und in Scheiben schneiden. Das restliche Öl in einer anderen Pfanne erhitzen, den Knoblauch dazupressen. Pilze hinzufügen, salzen und pfeffern. Petersilie und Weißwein dazugeben und 5 Min. schmoren lassen.

3. Den Backofen auf 200° vorheizen. 2 große Stücke Alufolie zurechtschneiden. Jeweils ein Hähnchenbrustfilet darauf setzen, die Pilze darüber verteilen und mit etwas Brühe beträufeln. Die Folienränder nach oben einfalzen und die Päckchen verschließen. Im heißen Backofen (Mitte, Umluft 180°) 15 Min. garen. Servieren Sie die Hähnchenbrust mit Pilzen entweder in der Folie oder auf vorgewärmten Tellern.

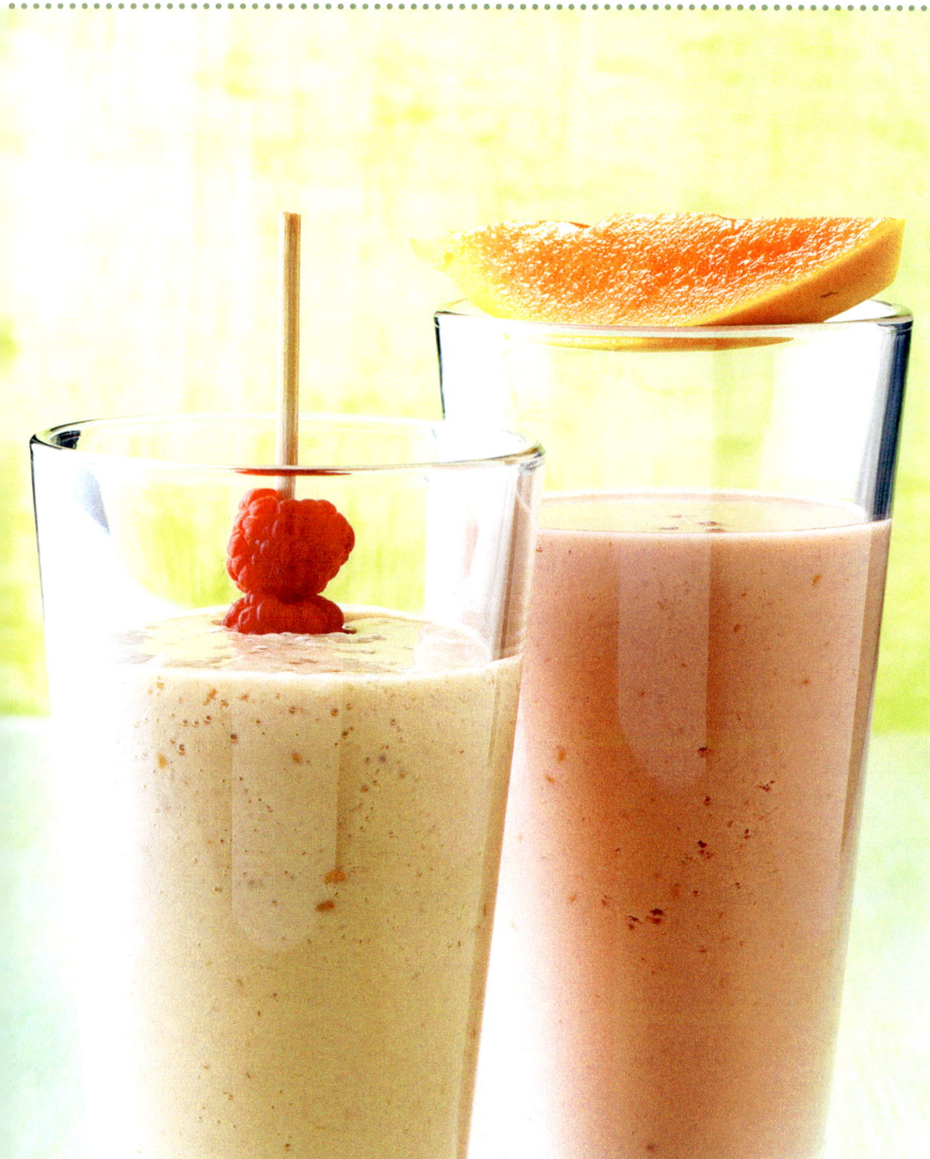

Power-Drinks für optimale Fettverbrennung: im Bild links der Soja-Mango-Shake, rechts der Kefir-Joghurt-Shake

Eiweiß-Power-Getränke

In Ihrer 2. und 3. Feierabend-Diät-Woche sollten Sie mindestens an einem Abend nichts mehr nach 18 Uhr essen. Das schaffen Sie! Aber Sie müssen auch nicht völlig darben, mit den Eiweiß-Drinks auf den nächsten Seiten bekommt Ihr Körper reichlich Eiweiß, Kalzium, Magnesium und Vitamine – kurz alles, was Sie zum gesunden Abnehmen brauchen.
Wenn Sie keine Milchmix-Getränke mögen, können Sie natürlich auch auf einen selbst gepressten Frucht- oder Gemüsesaft zurückgreifen und diesen mit Eiweißpulver versehen. Eiweißpulver bekommen Sie im Reformhaus und in Apotheken, übrigens bereits in verschiedenen Geschmacksrichtungen. Für einen superschnellen Drink einfach 250 ml Sojamilch mit 1 EL Eiweißpulver verrühren – fertig ist Ihre Abendmahlzeit.

▶ leicht und fruchtig

Kefir-Joghurt-Shake

Für 1 Person:
½ Papaya
100 g Himbeeren (TK oder frisch)
100 g Kefir
100 g Magerjoghurt
1 TL Apfeldicksaft

Zubereitungszeit: ca. 5 Min.

1. Die Papaya schälen, entkernen und das Fruchtfleisch würfeln. Himbeeren verlesen,

vorsichtig waschen und abtropfen lassen. Tiefgekühlte Himbeeren auftauen lassen.

2. Papaya und fast alle Himbeeren zusammen mit dem Kefir und dem Joghurt und dem Apfeldicksaft in einen Mixer geben und pürieren.

3. In ein Glas gießen und mit den restlichen Himbeeren garnieren. Wer es elegant möchte, dekoriert seinen Shake zusätzlich mit ein paar Zitronenmelisseblättchen.

▶ cremig

Bananenmilch

Für 1 Person:
1 Banane
200 ml Magermilch
50 g Kefir, Quark oder Joghurt

Zubereitungszeit: ca. 3 Min.

1. Die Banane schälen, grob zerkleinern und in den Mixer geben.

2. Die Milch und den Kefir dazugeben und alles schaumig aufmixen.

Varianten: Anstelle der Banane können Sie auch 150 g Erdbeeren nehmen. Vorsichtig waschen, entkelchen und mit Milch und Kefir im Mixer fein pürieren. Wer es gerne süß mag, gibt noch 1 TL Apfeldicksaft dazu. Auch mit 100 g Himbeeren oder Heidelbeeren werden daraus köstliche Milch-Shakes.

▶ fruchtig-süß

Soja-Mango-Shake

Für 1 Person:
½ Mango
2 EL Himbeeren
200 ml Sojamilch
1 TL Apfeldicksaft

Zubereitungszeit: ca. 5 Min.

1. Die Mango schälen und das Fruchtfleisch vom Stein schneiden. Die Himbeeren verlesen, vorsichtig waschen und abtropfen lassen. Mit der Sojamilch und dem Apfeldicksaft in den Mixer geben und gut durchmixen.

▶ geht blitzschnell

Pikanter Molketrunk

Für 1 Person:
50 ml Tomatensaft
50 ml Molke
50 ml Mineralwasser
Salz, Pfeffer
Tabasco (nach Belieben)

Zubereitungszeit: ca. 1 Min.

1. Den Tomatensaft und die Molke in ein Glas geben und gut miteinander vermischen. Mit dem Mineralwasser auffüllen und mit Salz und Pfeffer und nach Belieben 1 Spritzer Tabasco abschmecken.

Und noch mehr Power-Drinks aus leckeren Früchtchen und eiweißreichen Milchprodukten: links der Kefir-Früchte-Shake, in der Mitte der Melonen-Birnen-Shake und rechts der Papaya-Cocktail

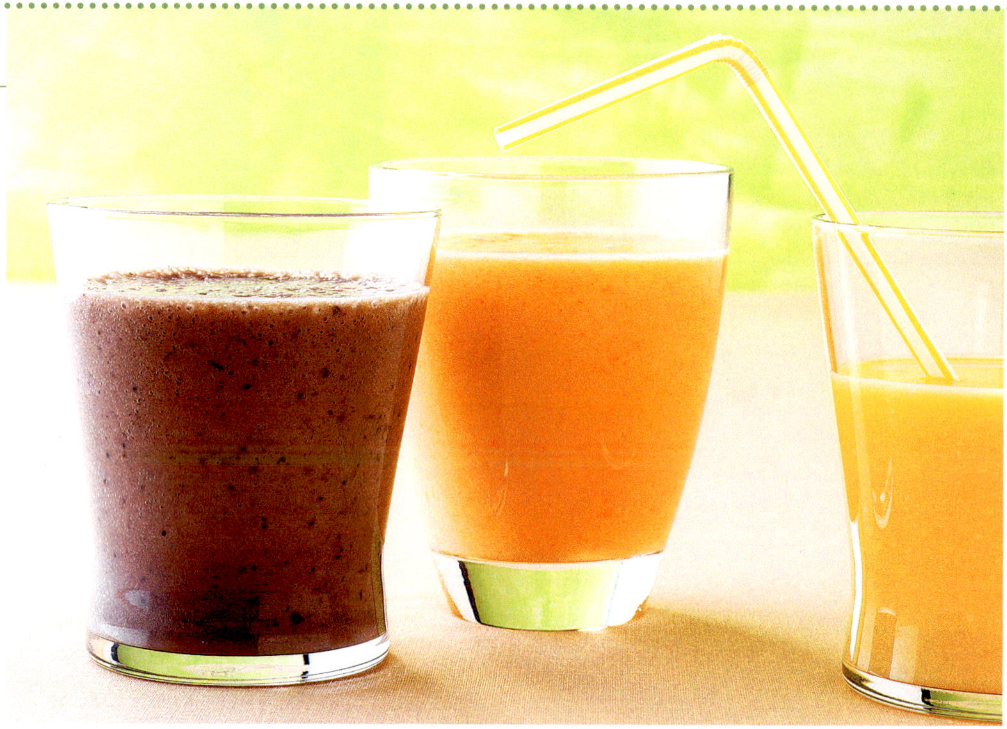

▶ sahnig

Cherimoya-Milch-Shake

Für 1 Person:
1 Cherimoya
250 ml Magermilch
1 TL Apfeldicksaft
1 sehr frisches Eigelb
1 Spritzer Zitronensaft

Zubereitungszeit: ca. 10 Min.

1. Die Cherimoya längs halbieren und den Fruchtkegel und verlängerten Stiel entfernen. Mit einem Messer die Kerne vorsichtig herauslösen und wegwerfen. Das Fruchtfleisch auslösen und in den Mixer geben.

2. Milch, Apfeldicksaft, Eigelb und Zitronensaft zugeben und alles gut durchmixen.

▶ frisch

Buttermilch-Orangen-Shake

Für 1 Person:
200 ml Buttermilch
1 unbehandelte Orange
1 TL Apfeldicksaft

Zubereitungszeit: ca. 5 Min.

1. Die Orange heiß abwaschen, abtrocknen und von der Schale ca. ½ TL abreiben. Den Saft auspressen.

2. Orangenschale und -saft, Buttermilch und Apfeldicksaft miteinander verrühren und in ein Glas gießen.

▶ exotisch

Papaya-Cocktail

Für 1 Person:
½ Papaya
1 Scheibe Ananas
1 Spritzer Limettensaft
1 Msp. abgeriebene unbehandelte Limettenschale
250 ml Buttermilch

Zubereitungszeit: ca. 5 Min.

1. Die Papaya halbieren und entkernen. Das Fruchtfleisch aus der Schale lösen und grob würfeln. Die Ananasscheibe schälen und würfeln, dabei den harten Strunk entfernen.

2. Papaya und Ananas in den Mixer geben. Limettensaft und -schale und die Buttermilch dazugeben und gut durchmixen.

Auch bei diesem exotischen Power-Drink gilt: Wem die rechte Süße fehlt, darf gerne noch 1 TL Apfeldicksaft dazugeben.

▶ toller Sommer-Drink

Melonen-Birnen-Shake

Für 1 Person:
1 Stück Wassermelone (ca. 250 g)
125 ml Birnensaft
150 ml Magermilch

Zubereitungszeit: ca. 3 Min.

1. Das Melonenstück schälen und das Fruchtfleisch grob zerkleinern, dabei die Kerne entfernen. Mit dem Birnensaft und der Milch in den Mixer geben und fein pürieren.

▶ beerig

Kefir-Früchte-Shake

Für 1 Person:
50 g Heidelbeeren (frisch oder TK)
½ Banane
100 ml Kefir
100 ml Magermilch
1 Spritzer Limettensaft
1 TL Apfeldicksaft

Zubereitungszeit: ca. 5 Min.

1. Frische Heidelbeeren verlesen und in einem Sieb kalt abbrausen, tiefgekühlte Beeren auftauen lassen. Die Banane schälen. Beides in den Mixer geben und mit dem Kefir, der Milch, dem Limettensaft und dem Apfeldicksaft gut durchmixen.

Die Lust auf Süßes

Süßes ganz aus dem Leben zu verbannen, verursacht auf Dauer nur die gefürchteten Heißhungerattacken. Ab und an ist deshalb gegen ein Dessert nichts einzuwenden – allerdings am Wochenende, während der Feierabend-Diät sollten Sie darauf verzichten! Sie halten es nicht so lange aus? Dann gönnen Sie sich eine »süße Sünde« und verzehren Sie sie mit Genuss! Zum Ausgleich sollte am folgenden Abend ein Power-Drink auf dem Speiseplan stehen.

▶ frisch und leicht

Limetten-Joghurt-Creme

Für 2 Personen:
2 unbehandelte Limetten
50 g Honig
3 Blatt Gelatine
300 g fettarmer Naturjoghurt
50 g saure Sahne
einige Stiele Zitronenmelisse

Zubereitungszeit: ca. 15 Min.
Kühlzeit: 2 Std.

1. 1 Limette heiß abwaschen, halbieren und in dünne Scheiben aufschneiden. In einem Topf mit 50 ml Wasser und 2 EL Honig aufkochen lassen und 2 Min. bei schwacher Hitze dünsten.

2. Die Gelatine in wenig kaltem Wasser einweichen. Die andere Limette auspressen. Den Saft in einen kleinen Topf geben und leicht erwärmen – auf keinen Fall kochen lassen! Die Gelatine ausdrücken und im warmem Limettensaft auflösen. Joghurt, Sahne und den restlichen Honig nach und nach zügig und glatt unterrühren.

3. Die Melisse waschen, trockenschütteln und die Blättchen abzupfen. Im Wechsel gedünstete Limettenscheiben, Joghurtcreme und einen Teil der Melisseblättchen in Gläser schichten. 2 Std. kalt stellen. Mit den restlichen Melisseblättchen dekoriert servieren.

▶ fein im Frühling

Weizencreme mit Rhabarber

Für 2 Personen:
300 ml fettarme Milch
4 EL Honig
1 Vanilleschote
100 g vorgegarter Zartweizen (z. B. Ebly)
500 g Rhabarber
1 Prise Zimtpulver
5 EL Orangensaft
5 EL saure Sahne
einige Zitronenmelisseblättchen

Zubereitungszeit: ca. 25 Min.

1. Die Milch mit 2 EL Honig in einen Topf geben. Die Vanilleschote längs aufschneiden, das Mark herauskratzen und dazugeben. Einmal aufkochen, den Zartweizen einstreuen und

nach Packungsanweisung ca. 10 Min. quellen lassen. Auskühlen lassen.

2. Inzwischen den Rhabarber putzen, waschen, schälen und in kleine Stücke schneiden. Mit dem restlichen Honig, dem Zimt und dem Orangensaft in einen weiteren Topf geben und in ca. 8 Min. bei schwacher Hitze weich dünsten.

3. Die saure Sahne unter die ausgekühlte Weizenmasse rühren und in zwei Dessertschälchen verteilen. Mit Melisseblättchen garnieren und mit dem Rhabarberkompott servieren.

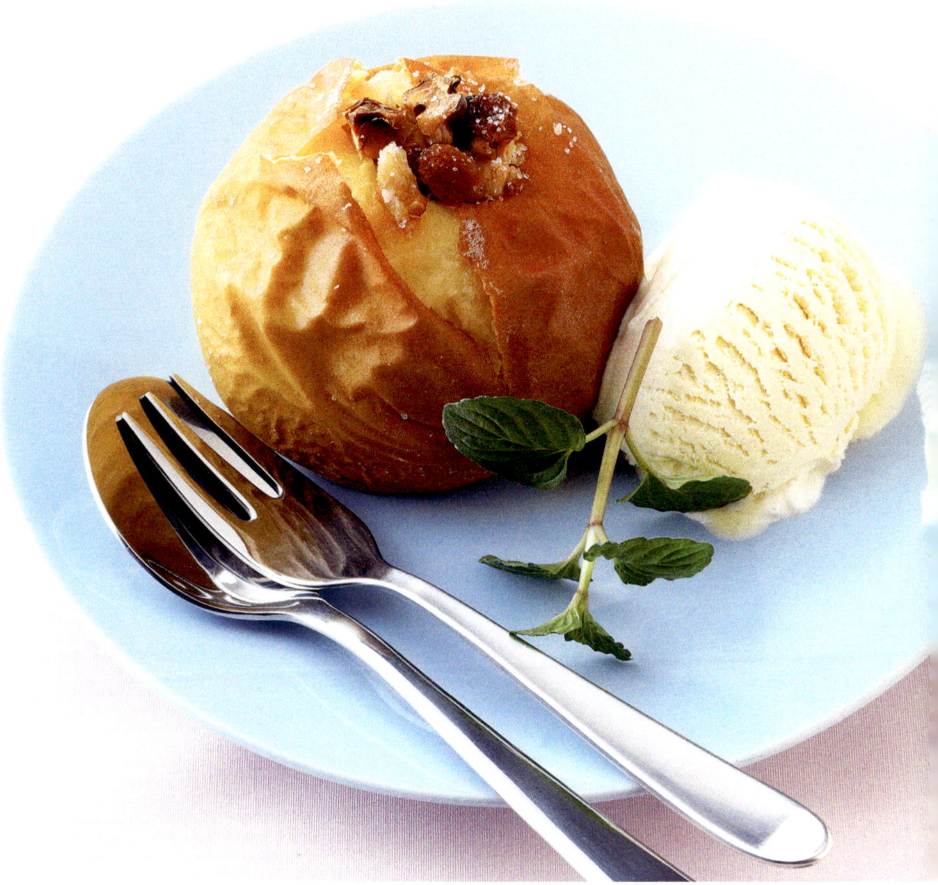

▶ für kalte Wintertage

Bratäpfel (Foto)

Für 4 Personen:
4 Äpfel (Boskop)
50 g Rosinen
60 g gehackte Nüsse (Mandeln, Walnüsse)
2 TL Fruchtzucker
Zimtpulver (nach Belieben)
4 Kugeln Vanilleeis

Zubereitungszeit: 10 Min.
Backzeit: ca. 35 Min.

1. Den Ofen auf 200 ° vorheizen. Die Äpfel waschen und das Kerngehäuse ausstechen. Die Äpfel in eine Auflaufform setzen.

2. Rosinen, Nüsse, Zucker und Zimt vermischen und die Äpfel damit füllen. Im Backofen (Mitte, Umluft 180°) ca. 35 Min. backen. Sobald die Haut der Äpfel leicht aufplatzt, sind sie fertig. Die Bratäpfel heiß mit je 1 Kugel Vanilleeis servieren.

Tipps fürs Essen im Restaurant

Trotz aller Bemühungen holt einen doch immer mal wieder die Lust auf das Verbotene ein. Oder die Umstände lassen das Gesundheitsprogramm einfach nicht zu. So trifft man sich zu später Stunde – geschäftlich oder privat – in einem Restaurant. Den Abend dann nur mit einem Glas Wasser zu verbringen, wären denn doch recht trübe Aussichten.

Keine Panik! Sie müssen trotzdem nicht gleich alle guten Vorsätze über Bord werfen. Mit den nachfolgenden Lebensmittelpyramiden für Abendessen und Beilagen sind Sie bei der Wahl Ihres Menüs auf der sicheren Seite: Optimal ist, was oben steht. Dazu können Sie Gemüse oder Salat kombinieren: Gebratener oder gedämpfter Fisch mit einem fein angemachten Salat beispielsweise lässt Ihren Begleiter gar nicht auf die Idee kommen, dass Sie sich gerade mitten in einer Diät befinden.

Abendessen

Gedämpfter oder gebratener Fisch
Gegartes Gemüse ohne Sauce
Gedämpftes oder gebratenes weißes Fleisch
Salate mit Gemüse und Fleisch
Rind- oder Kalbsbraten
Brathähnchen ohne Haut
Schweinebraten

Beilagen

Gegartes buntes Gemüse ohne Sauce
Gegarte Hülsenfrüchte ohne Sauce
Vollkornnudeln/ ungeschälter Reis
Weißmehlnudeln/ geschälter Reis
Gedämpfte Kartoffeln
Bratkartoffeln

Die Nachmittagsverlockungen

Auch denen sind Sie nicht wehrlos ausgeliefert. Begegnen Sie dem Blutzuckertief am Nachmittag anstelle von Schokoriegeln oder Sahnetorte mit frischem Obst, Trockenfrüchten oder 1 Stück schwarzer Schokolade.

Knabbereien

Schwarze Schokolade
Trockenfrüchte
Studentenfutter
Erdnüsse in der Schale
Salzstangen
Fruchteis
Milchschokolade
Chips

Snack- und Junk-Food

Zu faul für Vorbereitungen für die Food Box? Keine Zeit? Oder einfach Lust auf Junk Food? Bevor Sie an nichts anderes mehr denken können, um am Ende doch Ihrem inneren Schweinehund zu erliegen, gönnen Sie sich eben den heiß begehrten Imbiss! Die Hierarchie zeigt, was ideal wäre, was weniger erlaubt ist bzw. wie Sie eventuell die krassesten Kalorienbomben wenigstens ein wenig entschärfen.

Imbiss

Puten- oder Hähnchenburger
ohne Brötchen oder mit
Vollkornbrötchen
Gemüseburger
Döner ohne Fladenbrot
Hamburger ohne
Brötchen
Schweinswürstel
mit Kraut
Currywurst
ohne Sauce
Pizza

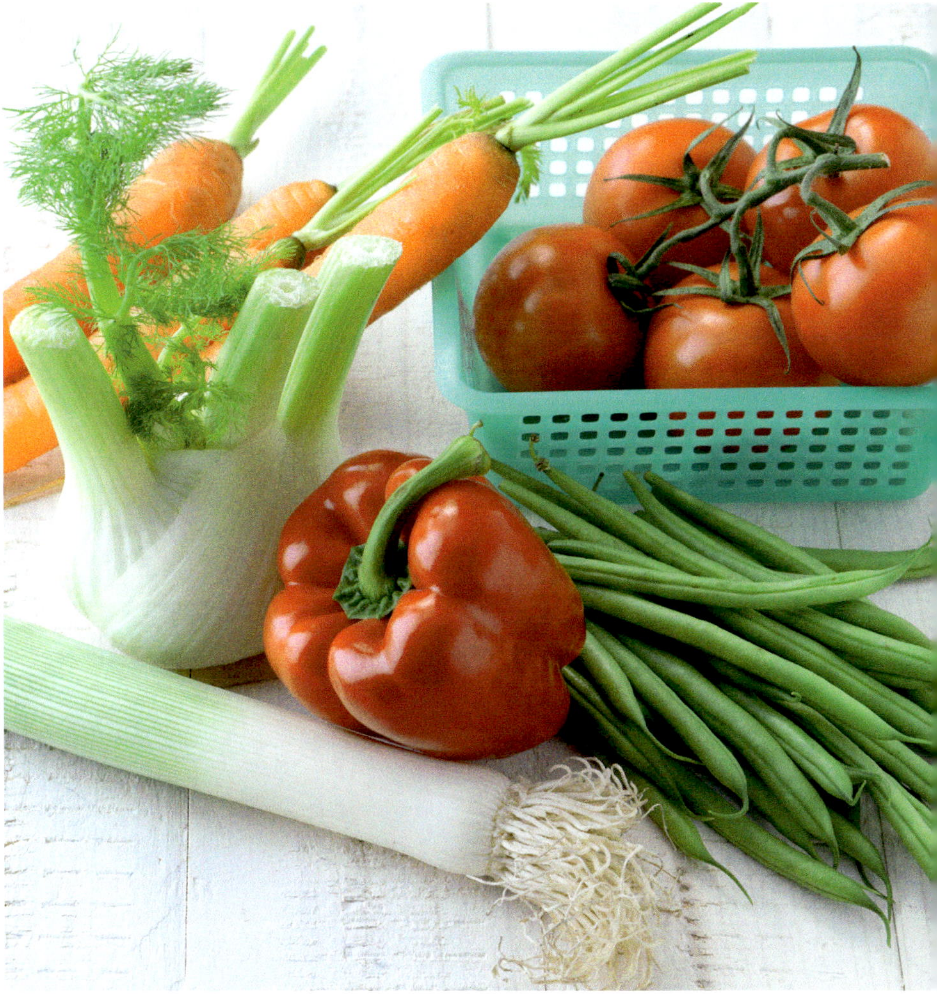

Fitnessprogramm für alle Gelegenheiten

Für Sport keine Zeit? Mit den folgenden Programmen ziehen diese Ausreden nicht mehr. Sie können die Übungen im Auto, im Büro zwischendurch oder natürlich im Wohnzimmer durchführen. Egal wie und wo – die Regelmäßigkeit macht's. Bedenken Sie den Gewinn: Jeden Tag ein paar Minuten Zeit dafür, und schon nach zehn Tagen verbessert sich Ihre Muskulatur deutlich. Das sollte es Ihnen wert sein! Sie wissen ja, trainierte Muskeln verbrennen mehr Fett…

Auf Seite 10 haben Sie gelesen, dass Ausdauer sein muss: Suchen Sie sich zwei feste Tage aus und versuchen Sie es mit Joggen oder Walken. Verabreden Sie sich dazu am besten mit Freunden, so geht's einfacher und macht mehr Spaß. Aber zügeln Sie Ihren Ehrgeiz: Nicht jeder schafft aus dem Stand 15 oder 20 Minuten Ausdauertraining. Gehen Sie die Sache langsam an. Das A und O aller Übungen ist, diese mit geradem Rücken auszuführen. Nur dann erhalten Sie den optimalen Trainingseffekt und beugen Fehlstellungen vor. Außerdem begünstigt dies allgemein eine aufrechte Haltung, sowohl im Stehen und Gehen als auch im Sitzen. Und dies wiederum beugt Verspannungen, besonders im Schulterbereich vor.

Wie sitze ich aufrecht?

Klingt einfach, trotzdem gilt es auf einiges zu achten! Aber, keine Angst, nach einiger Zeit geht das ganz automatisch.

Setzen Sie sich mit geradem Rücken hin. Spannen Sie nun den Bauch an. Merken Sie, wie sich dabei der untere Rücken aufrichtet? Das ist genau der Bereich, der untrainiert anfällig für Bandscheibenvorfälle ist! Drücken Sie nun bewusst die Schultern nach unten und halten Sie Ihren Kopf dabei gerade. Wer viel sitzt, lässt nämlich gerne mal den Kopf leicht ins Genick fallen und sitzt in vorgebeugter Haltung. Vermeiden Sie einen krummen Rücken und machen Sie tagsüber egal ob im Auto oder im Büro immer mal wieder diese Übung. Atmen Sie dazu tief und gleichmäßig ein und aus. Das garantiert die ausreichende Versorgung mit Sauerstoff. Kontrollieren Sie das gerade Sitzen anfangs hin und wieder mit einem Spiegel.

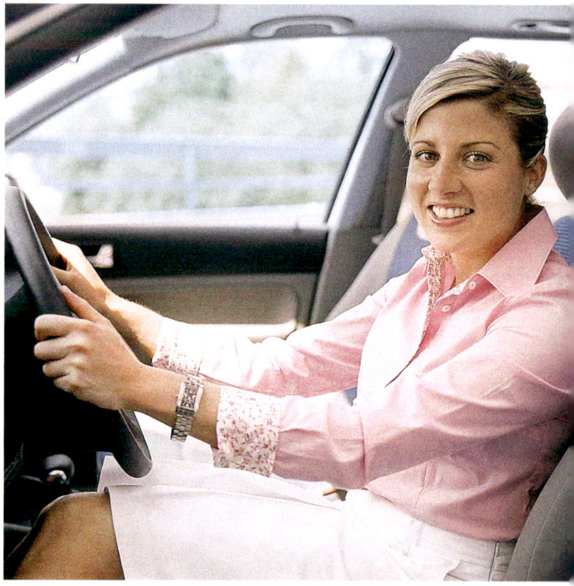

Übungen im Auto

Sie sind ständig unterwegs, für Gymnastik haben Sie nun wirklich keine Zeit? Keine Sorge, die folgenden Übungen können Sie problemlos zwischendurch im Auto durchführen.

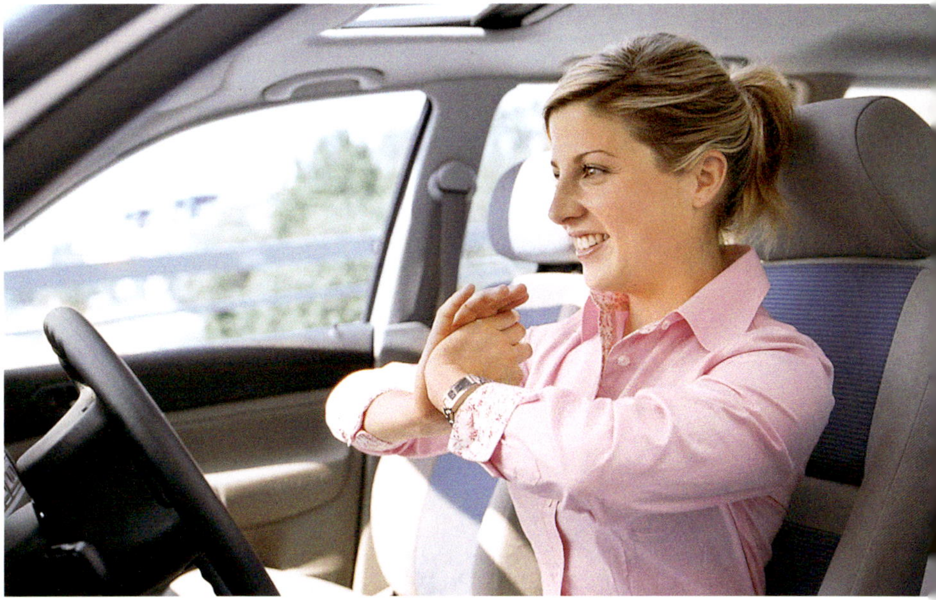

Für Schultern, obere Rückenmuskeln und hintere Oberarmmuskeln

1 Mit geradem Rücken sitzen, die Schultern nach unten drücken, den Kopf gerade halten.
2 Die Arme angewinkelt auf Schulterhöhe heben und die Finger ineinander verhaken.
3 Beide Arme auseinander ziehen, 10 Sek. halten, dabei tief und gleichmäßig atmen. Arme lockern, 3-mal wiederholen.

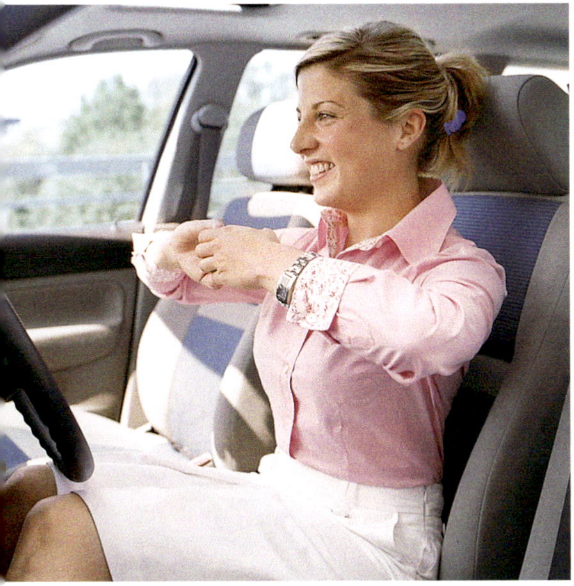

Für die Brustmuskulatur, die oberen Rückenmuskeln und den Bizeps

1 Mit geradem Rücken sitzen, die Schultern nach unten drücken, den Kopf gerade halten.
2 Die Arme angewinkelt auf Schulterhöhe heben und die Handballen aufeinander legen.
3 Fest gegeneinander drücken, 10 Sek. halten, dabei tief und gleichmäßig atmen. Die Arme lockern, 3-mal wiederholen.

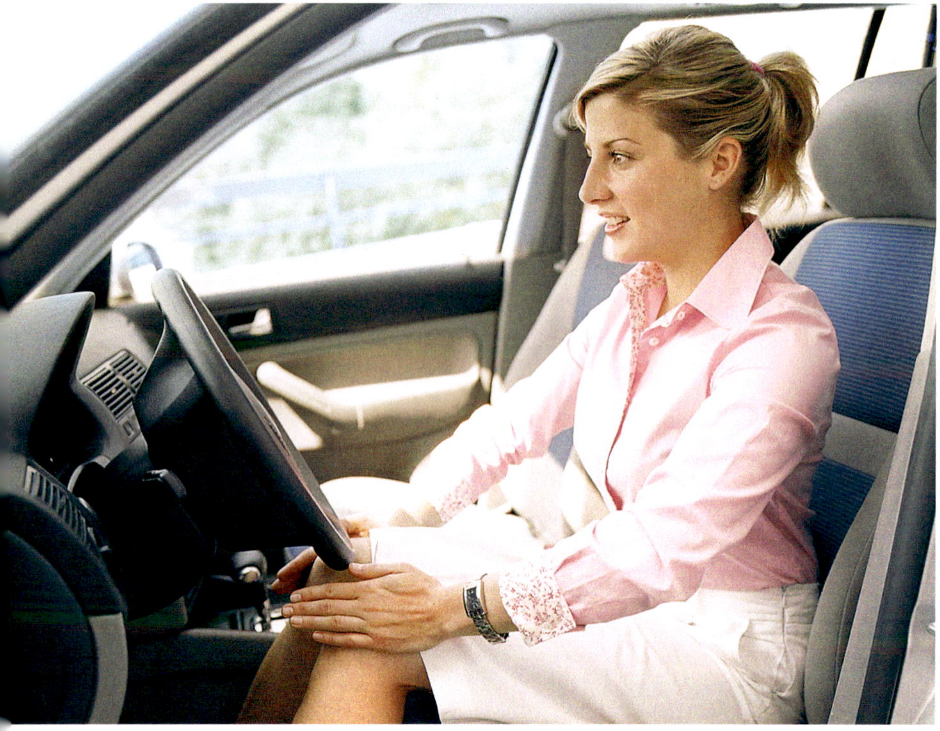

Für Brust, oberen Rücken, vordere Oberschenkelmuskeln und Po

1 Mit geradem Rücken sitzen, die Schultern nach unten drücken, den Kopf gerade halten.
2 Die Hände seitlich der Knie anlegen. Jetzt die angewinkelten Beine aus der Hüfte heraus auseinander drücken, dabei mit den Händen gegenhalten. 10 Sek. halten. Beine und Arme wieder lockern, die Übung 3-mal wiederholen. Nutzen Sie möglichst oft die Gelegenheit, während Sie an der roten Ampel oder im Stau warten.

Für Brust, vordere Oberschenkelmuskeln und Bauch

1 Mit geradem Rücken sitzen, die Schultern nach unten drücken, den Kopf gerade halten.
2 Beide Hände verschränkt auf ein Knie legen. Das Bein anheben, dabei die Fußspitzen nach oben ziehen, so dass die Wade angespannt ist.
3 Den Bauch bewusst anspannen. Die Anspannung 10 Sek. halten, dabei tief und gleichmäßig atmen. Arme und Bein wieder lockern, die Übung 3-mal wiederholen.

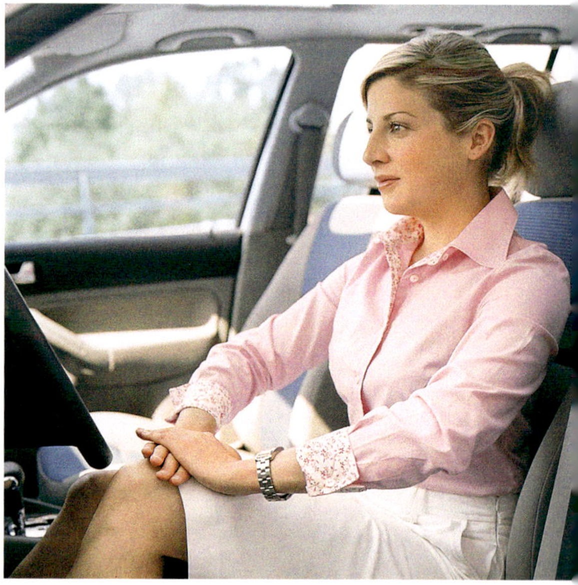

Übungen im Büro

Damit können Sie sogar während der Arbeitszeit mit wenig Aufwand große Effekte erzielen.

Für die hinteren Oberschenkelmuskeln und den Po

1 Mit geradem Rücken stehen, bei Bedarf mit den Händen am Schreibtisch abstützen, die Schultern nach unten drücken, den Kopf gerade halten. Die Arme locker lassen.
2 Ein Bein im Knie abwinkeln und anheben, das Standbein leicht beugen. Jetzt das Spielbein leicht nach hinten bewegen, das Standbein unverändert in der Position belassen. Wichtig: dabei nicht ins Hohlkreuz ausweichen.

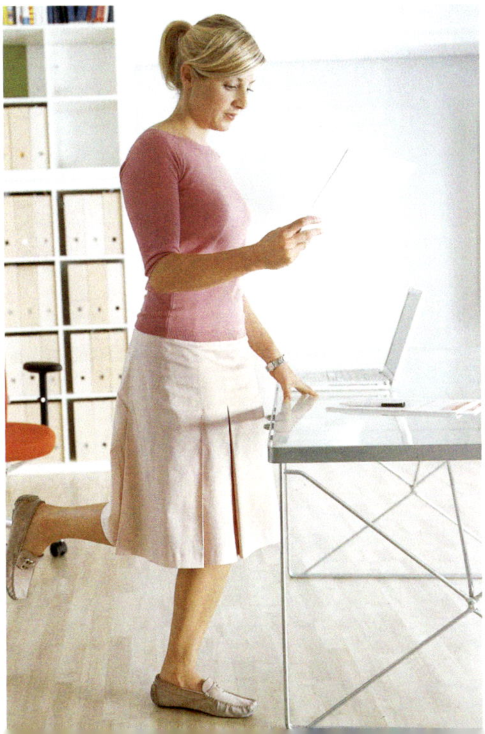

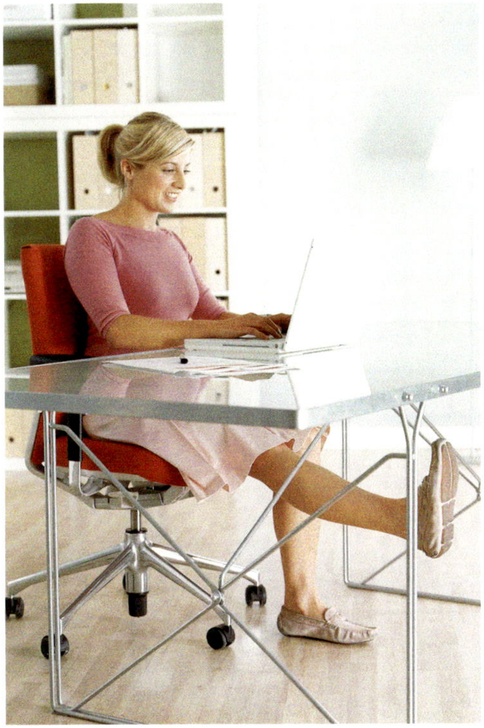

Für die vorderen Oberschenkelmuskeln und den Bauch

1 Mit geradem Rücken sitzen, die Schultern nach unten drücken, den Kopf gerade halten.
2 Die Arme locker lassen. Jetzt das Bein durchstrecken und dabei die Zehen anziehen, so dass die Wade angespannt ist, ca. 10 Sek. halten. Dann das Bein anwinkeln, aber nicht am Boden absetzen. Die Übung mit jedem Bein bis zu 3-mal wiederholen.

Übungen für zu Hause

Auf dem Wohnzimmerteppich lässt es sich natürlich am bequemsten trainieren. Legen Sie sich eine gute Musik ein, entspannen Sie sich und los geht's. Und wem das auch noch zu anstrengend ist, kann auch die eine oder andere Übung auf dem Sofa durchführen.

Der Klassiker für die Bauchmuskeln

1 Gerade auf dem Rücken liegen. Die Beine leicht angewinkelt aufstellen, dabei den unteren Rücken flach auf den Boden drücken.
2 Die Arme seitlich am Hinterkopf anlegen. Den Oberkörper aufrollen, so dass nur der Schulterbereich vom Boden abhebt, dabei ausatmen. Abrollen, kurz entspannen und dabei einatmen. Die Übung je nach Trainingszustand 5- bis 15-mal wiederholen. Bei der letzten Wiederholung sollte ein deutliches »Brennen« im Bauchmuskelbereich spürbar sein.

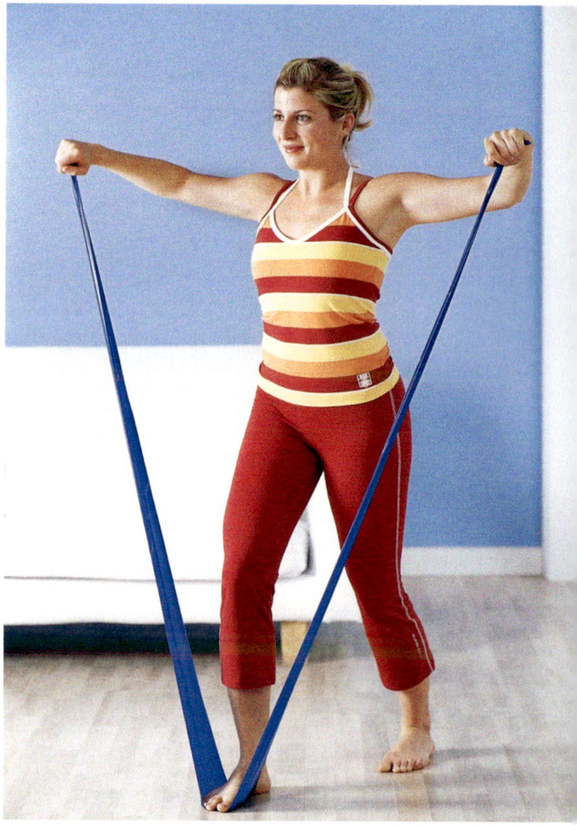

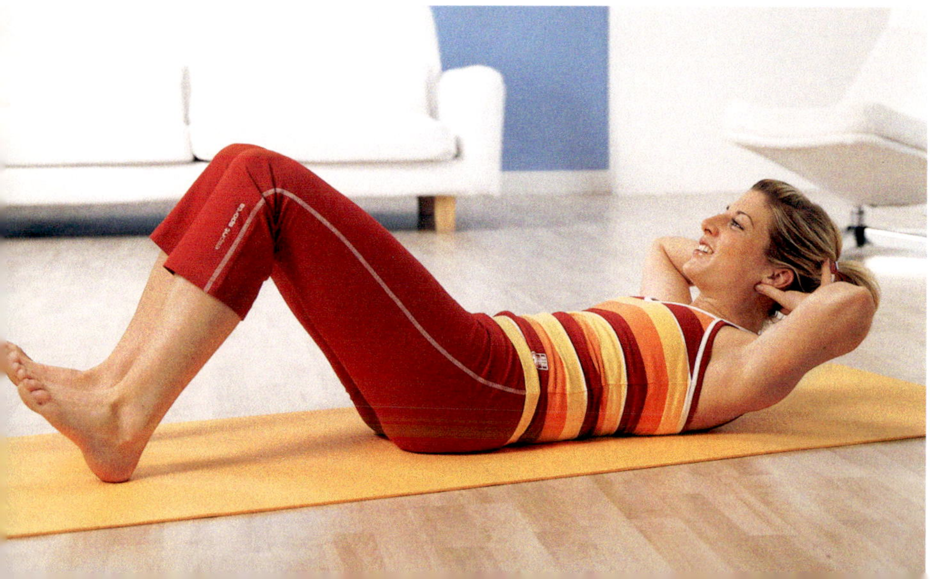

Für Schultern und oberen Rücken

1 Mit geradem Rücken stehen, die Schultern nach unten drücken, den Kopf gerade halten.
2 In Schrittstellung gehen, einen Fuß in das Theraband hineinstellen.
3 Die Bandenden mit den Händen seitlich nach oben auf Schulterhöhe ziehen, dabei die Beine mit leicht gebeugten Knien anziehen.

Für Rücken und Oberschenkel – eine Übung für Fortgeschrittene

1 Mit den Füßen auf dem Theraband stehen, die Enden mit den Händen festhalten.
2 Mit geradem Rücken in die Hockstellung gehen, gleichzeitig die Bandenden nach oben ziehen, bis die Arme durchgestreckt sind.
Wichtig dabei ist, dass der Rücken absolut gerade ist. 5 Wiederholungen klingen wenig, sind aber, bei genauer Durchführung, anfangs eine Menge – Sie werden es merken.
Sie sollten ein 1,80 oder 2 Meter langes, grünes Theraband verwenden (mittlerer Stärkegrad); leichter geht's mit den roten Bändern, um einiges schwieriger mit den blauen.

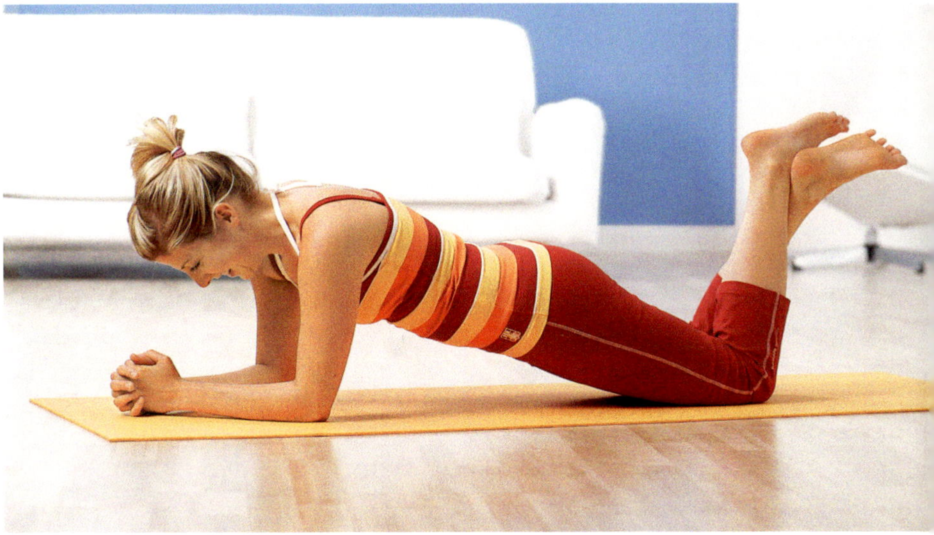

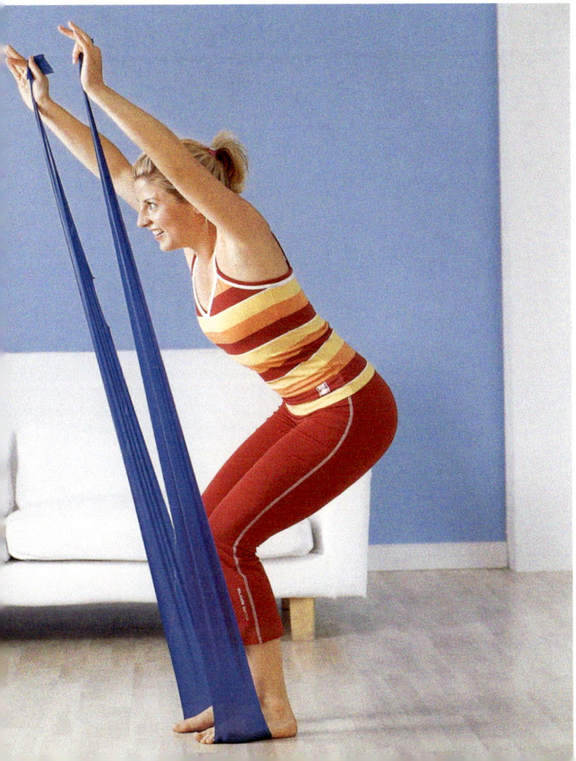

Gesamtkörperentspannung für Rücken, Bauch und Arme

1 Auf den Bauch legen, die Ellbogen aufstützen und die Knie anwinkeln.
2 Den Körper angespannt heben und halten. Ca. 10 Sek. halten, dann ablegen und entspannen. 3 Wiederholungen.
Beachten Sie die Kopfhaltung: Der Kopf sollte die Verlängerung der Wirbelsäule sein, also gerade gehalten werden. Fortgeschrittene stützen den Körper auf die angewinkelten Arme und die Zehen und heben den Körper mit durchgestreckten Beinen und geradem Rücken.

Minimalprogramm für Couch-Potatoes

Sieht bequem und »easy« aus und verhilft zu einem schönen Po. Natürlich können Sie die Übungen auch auf dem Boden durchführen.

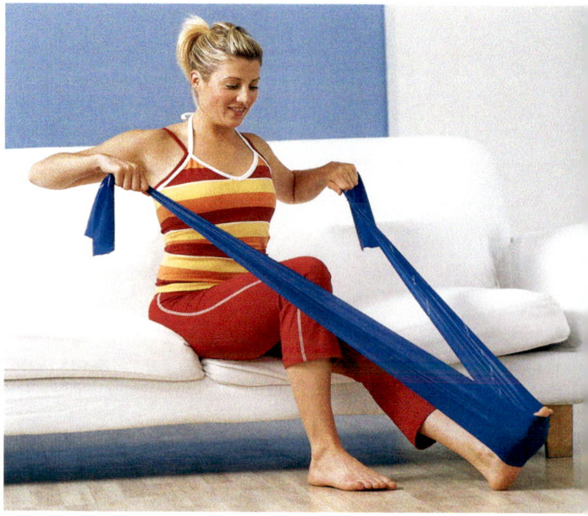

Der Klassiker für Po und seitliche Beinmuskulatur

1 Seitliche Lage auf der Couch, dabei den Kopf auf dem Arm aufstützen.
2 Das obere Bein gestreckt und mit angewinkeltem Fuß heben und senken, dabei nicht ablegen. 10 Wiederholungen sollten es schon sein, 15 wären besser. Dann die Seite wechseln.

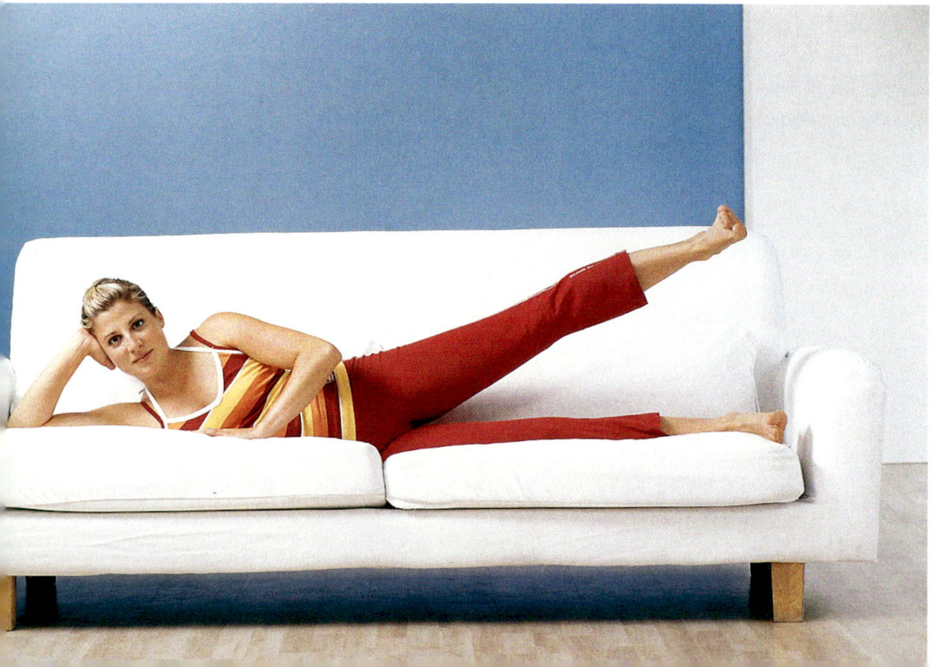

Ruderübung für Arme, Rücken und Bauch

1 Mit geradem Rücken sitzen, die Schultern nach unten drücken, den Kopf gerade halten.
2 Das Theraband unter einen Fuß schlagen, das Bein nahezu durchstrecken. Mit beiden Händen die Bandenden nach hinten ziehen. Vorsicht: Beim Ziehen des Bandes nicht ins Hohlkreuz fallen. 15 Wiederholungen mindestens, mehr sind besser.

Arme, Rücken, Bauch – »Liegestütze« für Verspannte

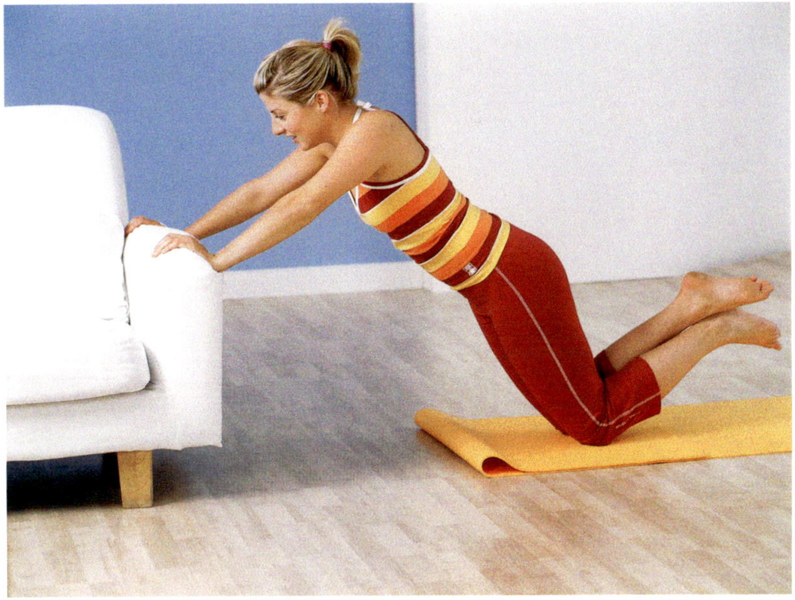

1 Ungefähr 1 Meter von der Sofalehne entfernt auf die Knie gehen. Den Oberkörper mit den Armen auf der Sofalehne aufstützen, die Unterschenkel vom Boden lösen.

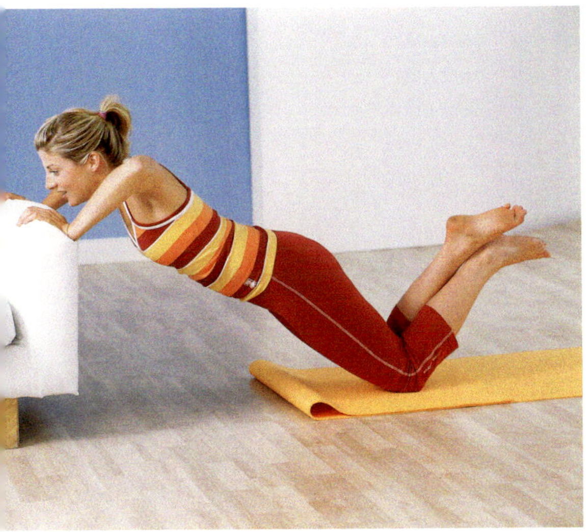

2 Jetzt die Arme beugen und strecken und dabei den Oberkörper mit geradem Rücken und geradem Kopf vor und zurück bewegen. 10 Wiederholungen dürfen es schon sein, auch wenn es anfangs schwer fällt.

Zum Nachschlagen

Sachregister

Rezeptregister

Impressum

Der Autor

Dr. Michael Despeghel ist Sportwissenschaftler und seit rund 20 Jahren Referent für präventivmedizinische Themen. Seit 1987 praktiziert er erfolgreich auf den Gebieten der Leistungsdiagnostik und Sporttherapie und hält europaweit Vorträge zum Thema Veränderung und Abnehmen. Er veröffentlichte bislang die Bücher »Superfit«, »Anti-Aging«, »Fitness für faule Säcke«, »Fett weg für faule Säcke« und »Abnehmen mit dem inneren Schweinehund« (GU).

Der Fotograf

Jörn Rynio arbeitet als Fotograf in Hamburg. Zu seinen Auftraggebern gehören nationale und internationale Zeitschriften, Buchverlage und Werbeagenturen. Aus seinem Studio stammen alle Foodfotos in diesem Band. Tatkräftig unterstützt wurde er dabei von seiner Foodstylistin Petra Speckmann.

Bildnachweis:

Foodfotografie: Jörn Rynio, Hamburg
Peoplefotografie: Tom Roch, München
Außer:
Titelbild: Richard Kolker/gettyimages; S. 4: Paulo D., S. 7: Lars Matzen, S. 12: TOMA, S.24: Christian Dahl/Jahreszeiten-Verlag

Programmleitung: Doris Birk
Leitende Redakteurin: Stephanie Wenzel
Redaktion und Konzept:
Stefanie Poziombka
Korrektorat: Hildegard Toma
Umschlaggestaltung: Independent medien Design
Foodfotografie: Jörn Rynio
Produktion: Martina Müller
Satz: Uhl + Massopust, Aalen
Reproduktion: Repro Ludwig, Zell am See
Druck: Appl, Wemding
Bindung: Sellier, Freising

ISBN (10) 3-8338-0145-X
ISBN (13) 978-3-8338-0145-7

Auflage:	4.	3.	2.	1.
Jahr	09	08	07	2006

Die Anregungen in diesem Buch stellen die Meinung beziehungsweise die Erfahrungen des Autors dar und wurden von ihm nach bestem Wissen und Gewissen erstellt. Sie bieten jedoch keinen Ersatz für kompetenten medizinischen Rat. Jede Leserin, jeder Leser sollte für das eigene Tun auch weiterhin selbst verantwortlich sein. Weder der Autor noch der Verlag können für eventuelle Nachteile oder Schäden, die aus den im Buch gegebnen praktischen Hinweisen resultieren, eine Haftung übernehmen.

GRÄFE UND UNZER

Ein Unternehmen der
GANSKE VERLAGSGRUPPE

DAS ORIGINAL MIT GARANTIE

Ihre Meinung ist uns wichtig. Deshalb möchten wir Ihre Kritik, gerne aber auch Ihr Lob erfahren. Um als führender Ratgeberverlag für Sie noch besser zu werden. Darum: Schreiben Sie uns! Wir freuen uns auf Ihre Post und wünschen Ihnen viel Spaß mit Ihrem GU-Ratgeber.

Unsere Garantie: Sollte ein GU-Ratgeber einmal einen Fehler enthalten, schicken Sie uns das Buch mit einem kleinen Hinweis und der Quittung innerhalb von sechs Monaten nach dem Kauf zurück. Wir tauschen Ihnen den GU-Ratgeber gegen einen anderen zum gleichen oder einem ähnlichen Thema um.

GRÄFE UND UNZER VERLAG
Redaktion Kochen & Verwöhnen
Postfach 86 03 25
81630 München
Fax: 089/41981-113
E-Mail: leserservice@graefe-und-unzer.de